テンポラリーアンカレッジデバイス による矯正歯科治療
―埋入手技と治療のメカニクス―

Orthodontic treatment using TAD: Temporary Anchorage Devices; placement technique and clinical applications

本吉　満　著　　清水典佳　監修

クインテッセンス出版株式会社　2006

Tokyo, Berlin, Chicago, London, Paris, Barcelona, Istanbul, Milano, São Paulo, Moscow, Prague, Warsaw, New Delhi, Beijing, and Bukarest

推薦の言葉

　本吉　満先生にはこの度「テンポラリーアンカレッジデバイス（TAD）による矯正歯科治療」を上梓され，心より祝意を申し上げたいと存じます．

　本書を拝見させていただき，歯科矯正学における治療法として隔世の感を禁じえない所です．矯正歯科臨床に30年以上携わってきた者として，固定すなわちアンカレッジの計画・管理の重要性は日々の矯正治療において最優先されるものと考えてまいりましたが，過去に開発されてきたいかなる治療テクニックにおいても，Tweed のアンカレッジプレパレーションをはじめ，アンカレッジベンド等のいずれのテクニックにおいてもこのアンカレッジの問題を重要に捉えてきたのが従来の治療法ではなかったかと思われます．もちろん今後も固定に関する概念は矯正治療を行う上で非常に重要であることは言うまでもないことですが，外科的侵襲の少ない TAD の応用は，患者さんの負担を軽減し，より効果的な治療の達成に大きく貢献することは自明の理と思われます．

　インプラントによるアンカレッジの研究は長く，臨床にも応用されてまいりましたが，従来のシステムは外科的な煩雑さ等，日々の臨床において安易に応用できるものではなかったように思われます．

　著者はインプラント埋入後即加重可能なシステムの研究に長年携わり Immediate Surgical Anchor（ISA）の開発に至っております．埋入後即加重可能なシステムの開発並びに診療所で比較的簡単な外科処置によりインプラントアンカーを施す事を可能にした事は賞賛に値するものと考えます．

　本書では ISA の原理をはじめ，その特徴について説明を加え，第3章の埋入手技では埋入部位の違いによる問題点を指摘しわかりやすく解説がなされ，外科処置に不慣れな矯正臨床医にとって事故防止に役立つていねいな解説がなされております．第4章では埋入部位の検討として解剖学的観点からの示唆をはじめ，治療上の固定源の求め方による埋入部位の検討が詳細になされ，固定源の位置の違いによるモーメントの発生基準と実際の歯および歯列の移動についてわかりやすく解説されている点は読者にとって有り難い所と思われます．第5章では咬合平面の垂直的指標として咬合平面の垂直的な診断基準を科学的な根拠から求め，歯および歯列の垂直的な位置の診断基準としている所は興味深い点であり，従来極めて困難とされてきた特に臼歯の圧下および歯列全体の圧下が矯正用ミニインプラントの開発によって可能になったことは矯正治療の飛躍的な進歩に繋がるものと考えます．第6章以降は ISA を用いた矯正治療の手順並びに豊富な臨床例が示されており，不動な固定源の確保により今までの矯正治療では達成できなかったような素晴らしい症例が示され，矯正治療の世界が次世代を迎えつつあることを実感する次第です．また，著者の豊富な臨床経験からのQ＆Aは，これから ISA を導入して行こうとしている術者に大きな助けになることと思われます．

　本書により矯正臨床医が手軽に TAD を用い，患者さんの負担を大きく軽減し，治療効果を一層高められることは医師，患者双方にとって限りない朗報と確信する次第です．

2006年4月
保母 鞆彌

監修の辞

　矯正治療を成功させるための最大の要件は，アンカレッジコントロールと言っても過言ではない．特に難易度の高い症例では，アンカレッジコントロールいかんで治療結果が顕著に異なることは周知の通りである．

　エッジワイズ法の基本となる Tweed 法は，ヘッドギアを駆使することでアンカレッジを強化し，歯列を目的の位置に配列する治療法であり，われわれもヘッドギアを多用することで，アンカレッジコントロールを行い良好な結果をえてきた．しかしながら，最小の患者負担と最大の治療結果を要求される昨今，負担の大きいヘッドギアの使用は敬遠されるようになり，それと同時に治療結果も低下してきている．すなわち，患者の協力が必要な装置は予後の予知性に乏しく，不良な治療結果を招くことがあるため，患者の協力に左右されない，予知性の高い治療法が要求されるようになってきている．

　近年，デンタルインプラントから発展した種々のタイプの矯正用テンポラリーアンカレッジデバイス(TAD)が開発されている．それらのうち，本学矯正学講座では，患者への侵襲が少なく，矯正医自身が埋入でき，さらに埋入直後から固定源として使用できるスクリュータイプの TAD(ISA，イミディエートサージカルアンカー)を固定源に用いて良好な結果をえている．また，ISA の埋入条件や牽引条件等について基礎的・臨床的検討を行い，その適切な使用法が明らかにされつつあるが，ISA の使用に関して，詳細にまとめられている書は見当たらない．

　本書では ISA の埋入法のみならず，各種不正咬合に対応した ISA の使用法や矯正治療のメカニクスを多くの症例を提示して詳細に掲載しており，応用範囲が広いうえに大変理解しやすくまとめられている．さらに特殊な不正咬合への応用についても述べられているため，これらをベースにして各々の先生が自身の治療メカニクスを発展させることが可能であろう．

　歴史の浅い治療法であるがゆえ，リラップスを含めたフォローアップは十分とは言えないが，ISA の適正な使用によって半世紀以上にも渡り，重要なテーマとされてきたアンカレッジコントロールの一端を，確実に克服したと考えてよい．今後，種々の研究を行い，一層良好な条件を見出すことで難症例の成功率を上げ，予知性の高い治療法に発展させてゆきたい．

　本書の内容を理解し，実践することにより難症例の矯正治療結果が確実に向上すると確信する．

2006年4月
清水 典佳

はじめに

　古くからの友人に韓国のソウルにオフィスを構える矯正専門医がいる．今でも時折，彼から韓国の矯正歯科事情を聞く機会があるが，ご存知のように韓国では，ミニインプラント等によるTADを固定源とした矯正治療が積極的に行われている．また，数多くのTADが市販され，これを用いたテクニックやアイデアも多岐に及び，先生からえられる情報はとても有用なものとなっている．彼に言わせれば，TADのない矯正治療はもはや考えられないとのことであった．私自身もTADを用いた症例が300以上になるが，彼の意見にまったく同感である．日本でも現在ではいくつかのTADが市場にみられるようになり，今後さらに種々のアイデアに基づいたTADが市場に多く出回るものと思う．

　ISA systemが，矯正治療用の固定源として医療用具薬事承認をえるまでには紆余曲折があったが，その誕生は今から5年前の平成13年に遡る．当時市販されていたTADは，今ほど種類も多くなかったが，これを固定源として使用したところ，その効果は素晴らしく，外科処置を施したような劇的な変化を目の当たりにした．しかし当時のTADは，うまくオッセオインテグレーションすれば非常に有効な固定源として利用できるのだが，同時に非常に多くの脱落もみられた．また，使用するうちにいくつかの改善すべき点に気付くようになり，そのひとつが埋入後一定の治癒期間を必要とし，即日に牽引ができない点であった．

　その後，研究費を取得し，即時牽引を可能とするインプラントの開発に着手した．動物実験や力学的解析を行い，これらの結果を基に，ようやく試作品ができあがった．とりあえず大学内でこれを使用するには，倫理委員会からの承認が必要となる．ところが前例がないということで，倫理委員会からの承認がなかなかえられず，議題に挙がるたびに不許可になるという状態が続き，このときは先の見えない暗闇のトンネルに迷いこんだような心境であった．その後4回の委員会を経て，ようやく認可を受け，大学病院内での使用が認められた．臨床への応用により，動物実験等の基礎研究では解らなかった部分が明確になった．この経験を基に，その後改良を加え，現在，製品化するところまで漕ぎ着けることができた．

　本書では，なるべく多くの症例を掲載し，これらを通してISAが極めて有効な固定源として利用できることをおみせできればと考えている．また，具体的な埋入方法に加え，診断や治療のメカニクスについても触れさせていただいた．今後の検討を必要とする部分もあるかとは思うが，日常の臨床をさらに発展させる一助になれば幸甚である．

　最後に，ISAの製品化と本書の出版にご尽力賜りました本学矯正学講座主任教授の清水典佳先生，さらに産官学知財センター(NUBIC)ならびに株式会社バイオデントの関係各位に深く感謝申し上げます．

2006年4月

本吉　満

CONTENTS

第1章

序 10

第2章

ISAの原理と特徴 14
    原　　理 14
    特　　徴 18

第3章

埋入手技 22
    歯根間歯槽部（付着歯肉部）への埋入 22
    Indirect Anchorage Method 25
    口蓋部への埋入 26
    可動粘膜部への埋入 28
        プレートタイプアバットメントの術式 30

第4章

埋入部位の検討 34
    埋入部位の解剖学的検討 34
    埋入部位の力学的検討 37

第5章

診断：垂直的指標 …………………………………………… 46

第6章

ISAを用いた矯正治療の手順 ……………………………… 52

第7章

臨床例 ………………………………………………………… 58
 Ⅰ．Bimaxillary Protrusion ……………………………… 58
 Ⅱ．Maxillary Protrusion ………………………………… 79
 Ⅲ．Open Bite ……………………………………………… 101
 Ⅳ．Surgical Cases ………………………………………… 106
 Ⅴ．Minor Tooth Movement …………………………… 122

第8章

Q&A　よくある質問 ………………………………………… 128
 Answers to FAQ ………………………………………… 132

参考文献 ……………………………………………………… 148

第 1 章

第1章
序

　歯を移動する際には，これに対する固定源をいかにしてえるかということが重要となる．力に抵抗する固定源が十分に強ければ，歯の移動も十分に行えるが，固定源が不十分であると相反的な移動が生じ，目的とする移動量に到達しえないことになる．そこで固定源の強化のために，舌側弧線装置などの口腔内装置や，ヘッドギアなどの顎外固定装置が使用されてきたが，これら従来の固定装置は，完全不動の固定源にはなりえず，移動歯への矯正力作用効果の予測が難しく，治療結果の予知性は極めて低いものであった．

　そこで最近，スクリュータイプのミニインプラント（Kanomi, 1997；Costa et al, 1998；Sawa et al, 2001；Park et al., 2002；Miyawaki et al., 2003）やアンカープレート（菅原，1997）をテンポラリーアンカレッジデバイス（TAD）として利用した新しい矯正治療が普及している（図1）．これらTADを口蓋や唇頬側歯槽骨に設置することにより，絶対不動の固定源がえられ，患者の協力性に頼ることなく，良好な治療結果を容易にえることが可能となった．固定源としての確実性の点では上記のアンカープレートが優れているが，スクリュータイプでは，外科的侵襲は軽微で，患者への負担は少ないという利点がある．

　このミニインプラントについて，国内に現存するスクリュータイプには，埋入手術後一定の治癒期間を設けるオッセオインテグレーションタイプと，イミディエートローディングタイプ（ISAシステム，NUBIC [1] PAT. Pending，販売元：バイオデント社）があり，前者ではスクリュー本体を小

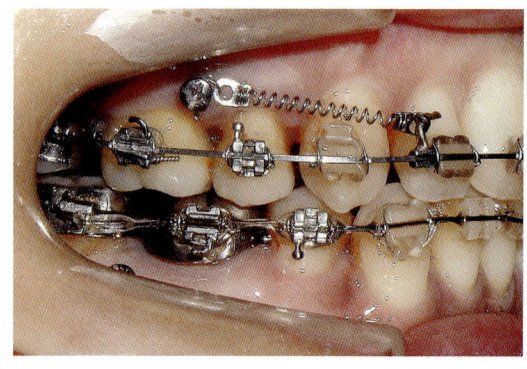

図1

型化できるという特徴を持つ．一方，著者が開発したISAでは，即時に牽引力を加えることができるという特徴があり，スクリュー形状の改良や埋入方法の工夫により，その成功率は9割を超えるところまで改善され，十分に信頼できるレベルに到達してきている．

　さて，前に述べたようにチタニウム・ミニインプラントは，歯根間歯槽部に埋入出来る程の小型のスクリューで，通常のデンタルインプラントに比べて，その埋入手技は簡易であり，外科的侵襲も極めて小さいため(Kanomi, 1997)，患者への負担は少なく，われわれ術者にとっても応用しやすい．しかしその一方，インプラントを用いた動物実験による研究報告では，埋入後の安定性は極めて高く，有効な固定源として利用できる(Gray et al, 1983；Turley et al.,1988；Roberts et al., 1989；Linder et al., 1990；Ohmae et al., 2001；Fritz et al., 2003)とされているにもかかわらず，矯正治療中にミニインプラントの動揺や脱落を経験する臨床医が多いのも事実である．著者の少ない経験の中でも，感染や動揺により撤去を余儀なくされた症例を数多くみてきた．まだまだわからないことは多いが，300症例程の経験に加え，拙い基礎研究をいろいろと積み重ねるうち，失敗を避けるためのコツが少しずつわかってきたような気がしている．本書では，主にこれからインプラント矯正を始めようとする先生方を対象に，ミニインプラントの成功率を上げる秘訣を自分の知る限りお伝えしたいと思う．

　ミニインプラントの設計や埋入技術の進歩発展は，成功率を向上する上でもちろん重要であるが，その一方，不正咬合の病態を適切に診断し，各症例に適合した位置にインプラントを埋入する必要がある．ミニインプラントの成功率を上げることのみを考えて闇雲に埋入し，その結果十分な治療効果がえられなかったり，不適切な埋入部位の選択による腫脹や疼痛により，患者の負担を著しく増大させたりするようなことがあってはならない．そこで小さなスクリューを最大限効率的に利用すべく，本書では埋入手技のみでなく，矯正治療を行ううえでの診断や，ミニインプラントの埋入位置の設定基準にも触れたいと思う．

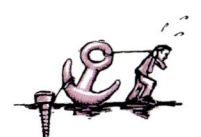

■1　NUBIC：日本大学産官学連携知財センター

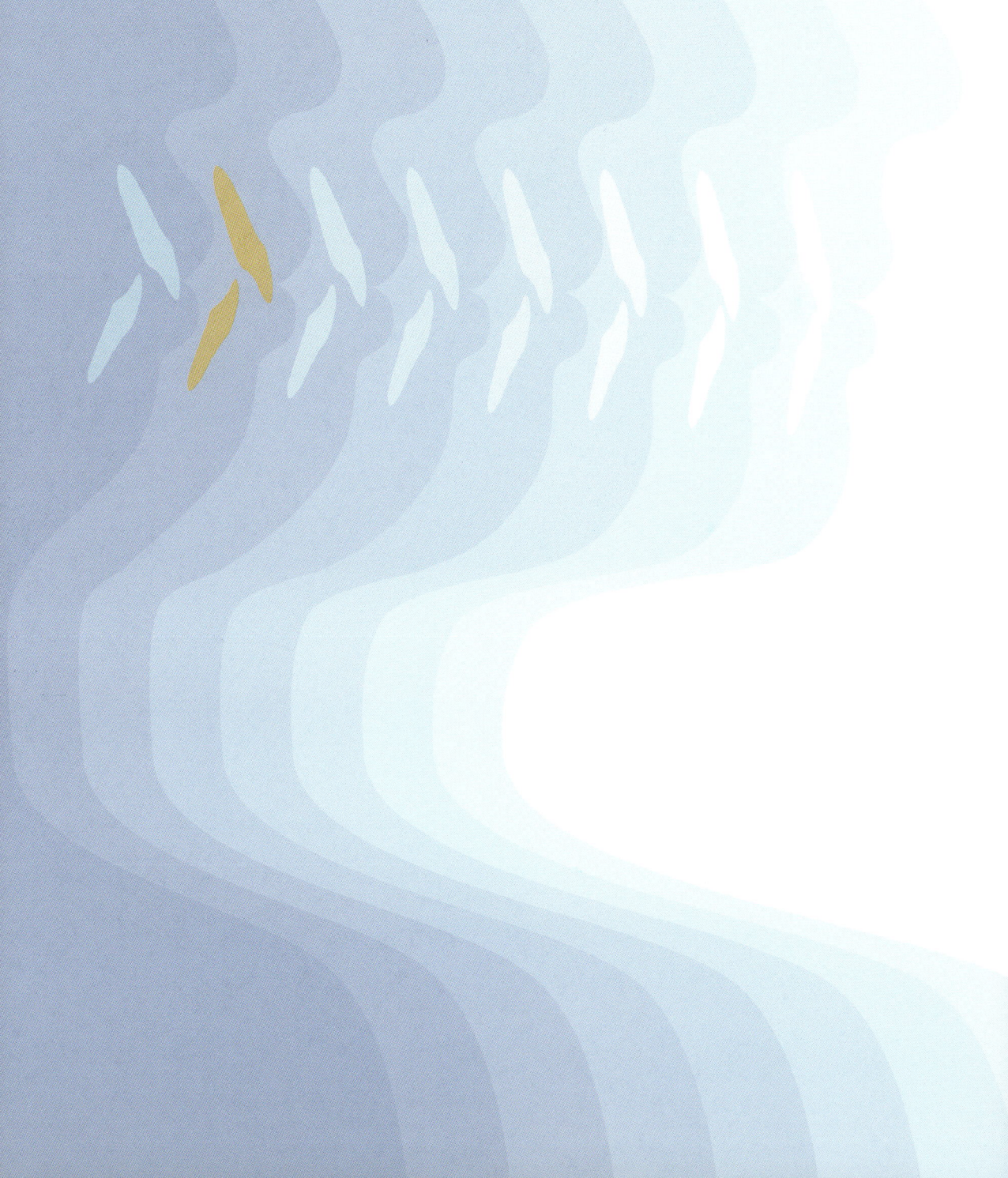

第 2 章

第2章
ISAの原理と特徴

原　理

　ISAの第一の特徴は即時牽引が可能であることであり，ISAの名称はアンカースクリューを用いた外科処置後即時牽引システム(Immediate loading system after Surgical procedure using Anchor screw)のイニシャルをとって名づけたものである．インプラント体の動揺あるいは脱落には，埋入後の初期安定性，術後感染，過度の矯正力などが関与すると考えられているが，まず即時牽引を可能とするためには，埋入直後の初期安定性をえる必要がある．この初期安定性については，スクリューの直径(Holmgren, 1998)や長径，スレッド-リッジの形状やピッチの大小，アバットメントの形状や有無などの影響を受ける(Motoyoshi et al., 2005)とされているが，著者は特にスクリューにテーパー形状を与えることにより，初期安定性をえようと考えた．

　そこで，テーパー形状のミニインプラントが即時牽引に耐えられるか否かを検証する目的で，20匹のラットを実験動物として，図1に示すようにストレート形状のチタンスクリューと，テーパー形状のチタンスクリューを脛骨に埋入し，即時に牽引力を2週間加え，その後インプラント周囲の皮質骨の状態を組織学的に観察した．

　図2は，インプラント周囲骨のSEM像で，図2aがテーパースクリュー，図2bがストレートスクリューである．皮質骨部を観察すると，ストレートスクリューではネジ底部への皮質骨の陥入が不十分であるのに対し，テーパースクリューでは，皮質骨がネジ底部に緊密に陥入してい

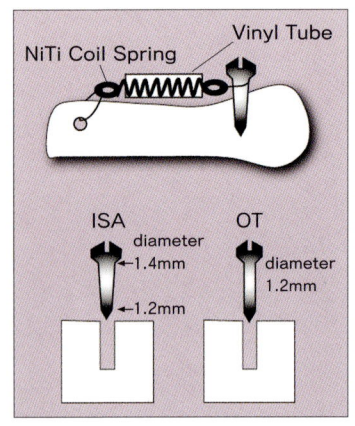

図1　Yano et al., in press at 2006より引用．

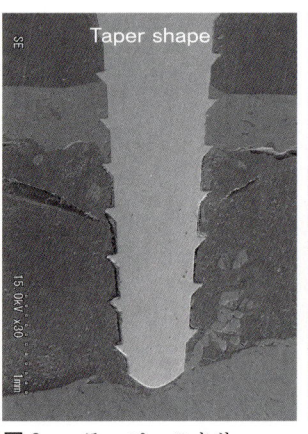 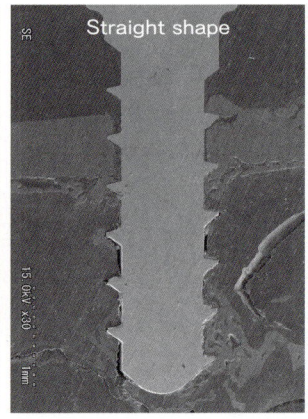

図2a　テーパースクリュー．　　図2b　ストレートスクリュー．

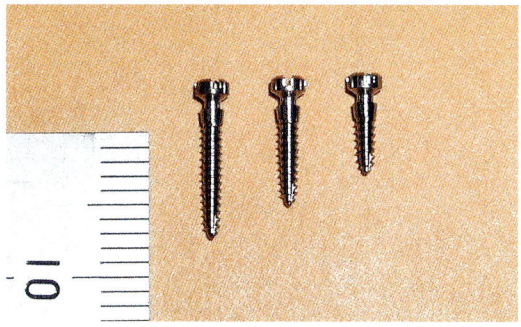

図3 ISA new generation.

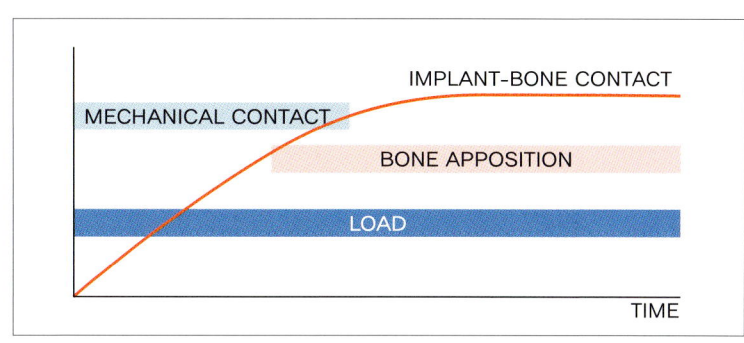

図4

る．また，実験中，ストレートスクリューの数本が脱落したが，テーパースクリューでは実験中に脱落はみられなかった．以上より適度のテーパー形状が初期安定性を向上させ，即時牽引に耐ええるようになることが明らかとなった．

図3は，以上の実験結果を基に作製したISA(New type)である．スクリュー部の長さは左から8，6，4mmで，それぞれ埋入部位の解剖学的条件に応じて最適なものを選択する．テーパーの程度は弱すぎても，また，強すぎてもだめで，適度なテーパー角がある．すなわち，適度なテーパーを持ったスクリューを用いることにより，周囲骨へ適度のストレスが加わり，ミニインプラントは骨に強固に固定され，初期の安定性がえられる．さらに，このように適正な強さ(トルク)で埋入されたインプラントは，埋入後も引き続き長期的にも安定した固定源として利用できるものと考えられる．

埋入トルクが不十分だと，ミニインプラントの微小動揺が生じて初期の安定性がえられない．また，オーバートルクの場合は初期には安定するが，過度のストレスが周囲骨に生じ，骨吸収が起こる．この場合，骨代謝のサイクルを考えると，最長でも3ヵ月以内にミニインプラントは脱落すると考えられる．事実，臨床において，脱落は通常1～2ヵ月の間にみられる．一方，適正なトルクで埋入されたミニインプラントは，初期には機械的に強固に骨と接触しているため，即時牽引が可能となる．同時に周囲骨への適度なストレスによりインプラントと骨との接触率は上昇するため，オッセオインテグレーションが起こり長期的な安定を望めると考えられる(図4)．

以下は当教室の三井ら(Mitsui et al., 2005)が行った実験である．彼は，人骨芽細胞にメカニカルストレスを加え，骨形成を促す細胞外マトリックス蛋白(ECM)などの発現を調査した．

第2章　ISA の原理と特徴

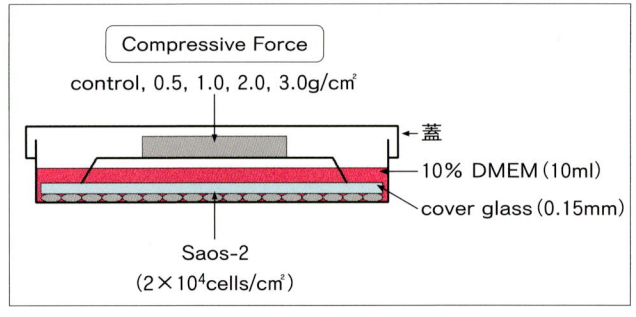

図5　Mitsui et al., 2005より引用.

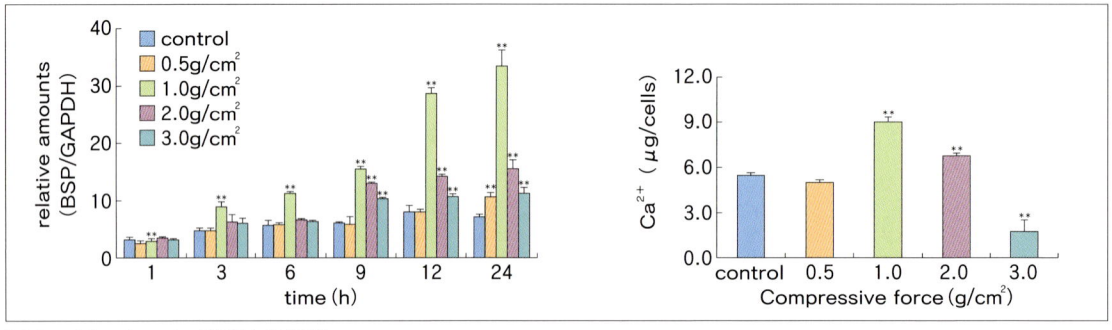

図6　Mitsui et al., 2005より引用.

　図5に示すように骨芽細胞の上に錘を載せ，0〜3.0g/cm²の圧縮力を加えて骨形成に関与するBone sialoprotein（BSP）などのECM，および石灰化の指標としてカルシウム量などの検出を行った．
　実験の結果，いずれも1.0g/cm²の圧縮力を加えたときに最大となり，骨形成を促すために至適な力が存在することが明らかとなった（図6）．
　では，この至適な力は臨床的にはどの程度の強さになるのだろうか．そこで，適正な埋入トルクを検証するため，歯根間歯槽部に長さ8mmのISAの埋入を行った41名の矯正治療患者（ISA 124本）について，埋入時のトルク値を計測した（Motoyoshi et al., 2006）．直径1.3mmの骨ドリルを用いて埋入孔を形成した後，トルクドライバーを用いて埋入を行った．ISAの臨床成績については，上顎歯槽部に埋入した78本中，動揺や脱落がなく有効な固定として利用できたものは69本で，成功率は約90％であった．また下顎歯槽部では46本中37本が有効な固定源として利用でき，成功率は約80％であった．
　図7は埋入時のトルク値により5Ncm以下，5-10Ncm，10Ncm以上の3つのグループに分類し，各グループのインプラントの成功率を集計し，グラフに表したものである．グラフより，上顎下顎共に5Ncm〜10Ncmの範囲にあるとき成功率が最も高い傾向がみられ（P＜0.05），適正な埋入トルクは，5Ncm〜10Ncmの範囲内にあると考えられた．またトルク値は，埋入位置により異なり，上顎で約8Ncmで，下顎ではこれより大きく約10Ncmであった．これは下顎皮質骨が上顎皮質骨に比べて厚く硬いためである．埋入時トルク値は皮質骨の厚さや骨質などに影響を受け，骨質が硬ければ埋入時トルクは大きい値を示し，骨質が脆弱であればトルクは小さい値

図12はクリップ型のアバットメントの装着例である．図のように結紮線を通したり，角ワイヤーを通すことができる．確実にISA頭部に固定されるので，スロットに通したワイヤーを頻繁に着脱しないときに利用するとよい．頭部にNiTiコイルスプリングなどの牽引装置装着用のフック状の突起が付いている．

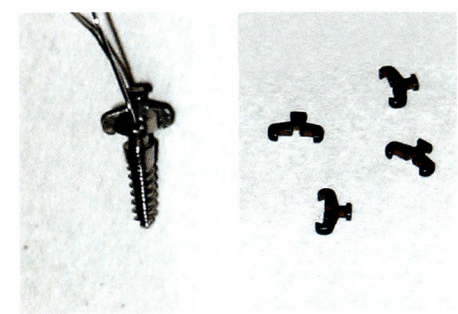

図12

　図13のようにISAを固定用スクリューとして，プレートタイプのアバットメントを装着することができる．プレートは小型に設計されているため，強い矯正力には向かないが，一般のアンカープレートに比べて外科的侵襲は軽減され，術後の腫脹や違和感が少なくて済む．埋入時には，まず近心側をISAを用いて固定し，続いて遠心側を固定する．

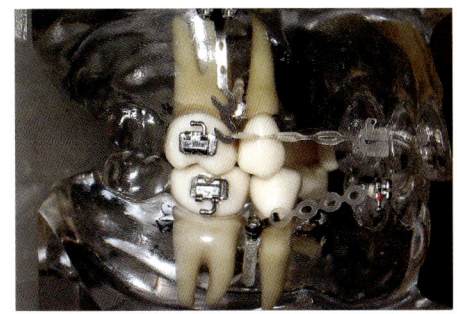

図13

　図14のようなプレートタイプアバットメントを用意する予定である．XL-typeは左右上下いずれにもリバーシブルに使用できる形状となっており，あらゆる埋入部位に適用可能である．

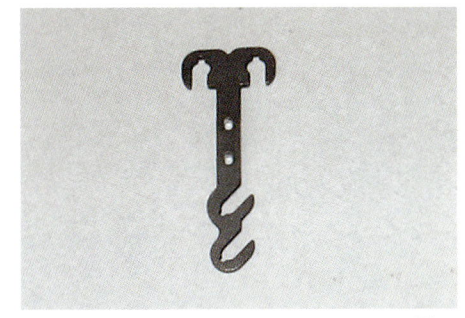

図14

特徴

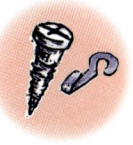

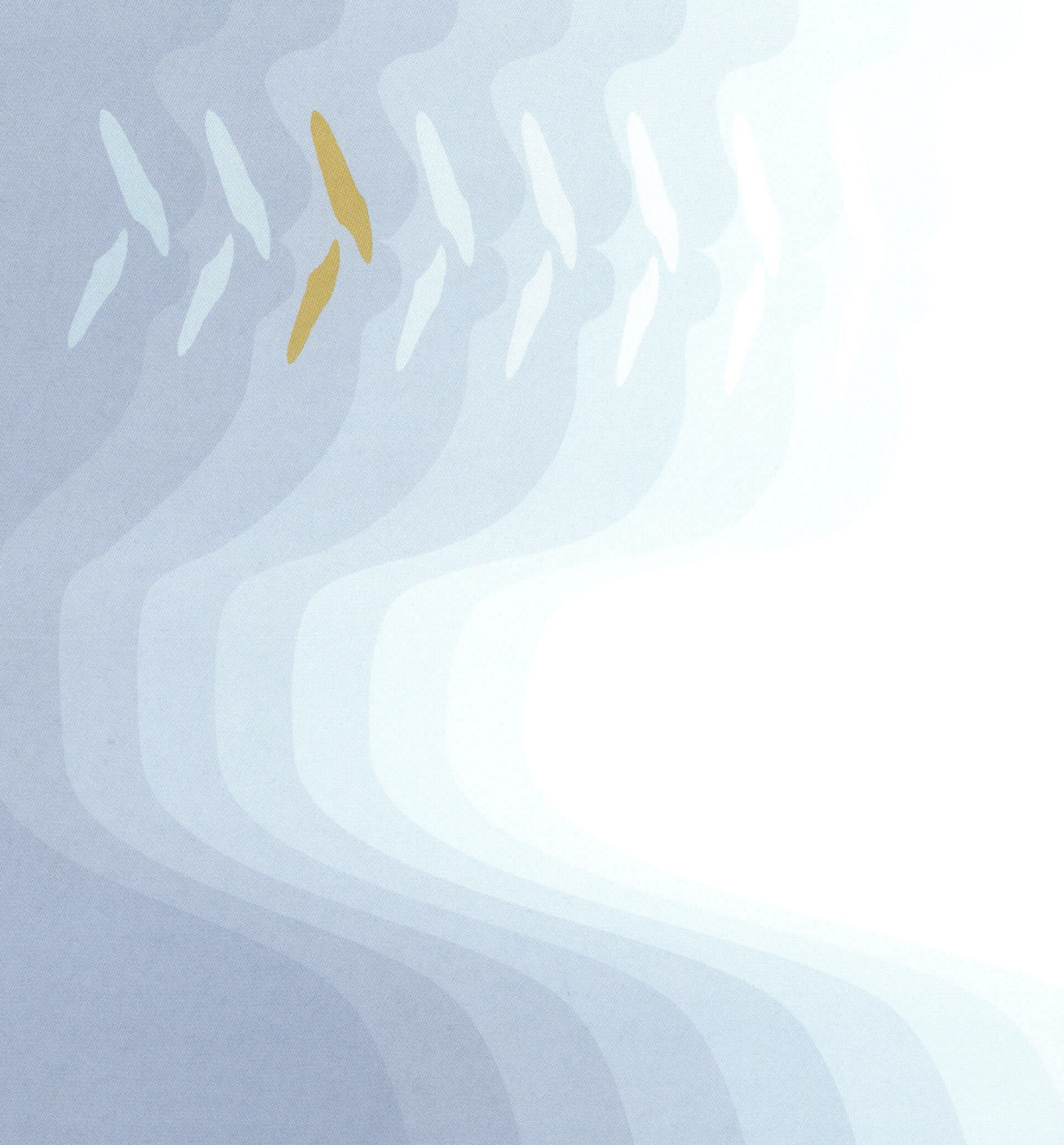

第 3 章

第3章
埋入手技

　ISA(New type)の先端部にはセルフドリル機構がついているので，上顎歯槽部等の比較的皮質骨の薄い部位には，埋入孔を形成することなく，専用の手用ドライバーを用いて直接埋入することができる．しかし，前章にて述べたように，下顎歯槽部や口蓋正中部などの皮質骨の厚く硬い部位では，適正トルクを超えることがあるので，ミニインプラントの脱落やインプラント体の破折を回避するために，誘導孔の形成が必要である．また，上顎歯槽部においても歯根への干渉を避けるには，正確な埋入方向の設定が必要であり，少なくとも皮質骨を貫通する程度の誘導孔を形成しておくことを推奨する．

歯根間歯槽部(付着歯肉部)への埋入

　まず，ミニインプラント埋入に必要な器具装置を用意する必要がある．誘導孔形成には，通常歯科ユニットに付属している歯科用モーターおよびコントラアングルを用いることができる．Dental implant用のモーターはもちろんだが，根管治療用のモーターにも回転数を設定できるものがあるので一定の回転数で誘導孔の形成を行うことができる(図1)．回転数は500〜800rpmに設定し，生理的食塩水にてドリル刃を十分冷却しながら形成を行う．ユニットに付属の歯科用モーターを用いる場合にも，誘導孔形成時の発熱を抑えるために回転数をなるべく落とし，清浄な冷却水あるいは生食水にて十分冷却しながら形成を行う．この場合，回転数の設定はできないが，1秒間に10回転で600rpmになる．ドリル刃の回転が目で見える程度の早さであるのでこれを目安にするとよい．

　歯槽部に埋入するときには長さ8mmのISAの他，直径1.0mm〜1.4mmのISA専用の骨ドリル(3種類)，専用ドライバー，エンジンに注水機構がないときには生食水注水用のシリンジ，埋入位置確認のためのペリオドンタルプローブを用意しておく(図2)．付着歯肉部に埋入するときには通常メスは不要だが，付着歯肉の幅が薄く可動粘膜に入るときは，ドリリング時に粘膜を巻き込むことがあるので，その場合は#15のメスを用いて2〜3mm程度の小切開を入れてからドリリングを行う．

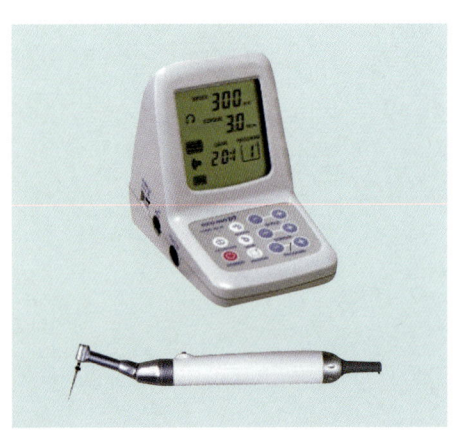

図1

歯根間歯槽部(付着歯肉部)への埋入

図2
図3 図4

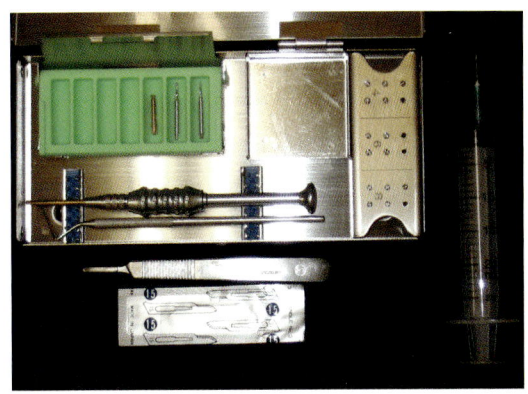

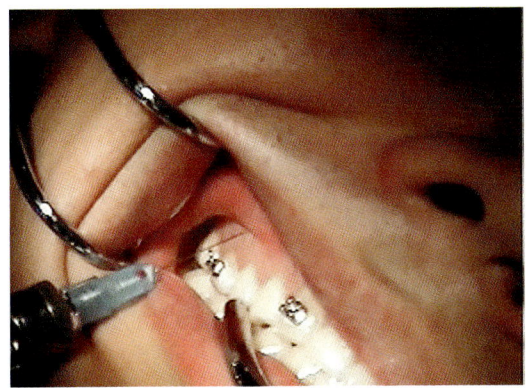 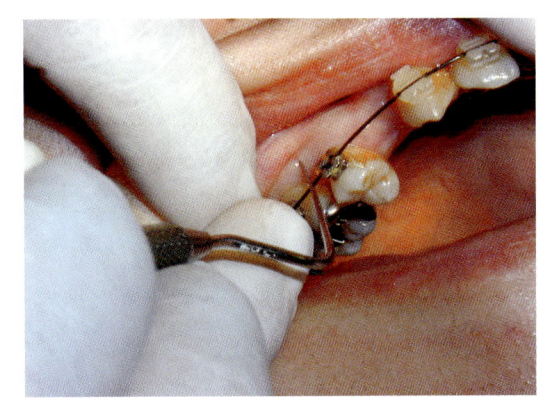

　まず，コンクール®等で術野を消毒した後，キシロカイン®等を用いて浸潤麻酔を行う(図3)．刺入点は埋入部位直下の可動粘膜部とし，骨膜に達しない深度で麻酔液を注入することにより，麻酔時の痛みが抑えられる．また，歯根膜での知覚を残すために必要最小限の量(上顎0.3cc，下顎0.5cc程度)を注入する．ミニインプラント埋入時には，通常この方法で十分な麻酔効果がえられ，患者のストレスも少ない．

　次に，ブラケットスロットから6 mmの高さにペリオドンタルプローブを用いて埋入位置を印記する(図4)．高さ6 mmの位置に埋入する根拠は，埋入位置が深すぎると可動粘膜に入るためであり，浅すぎるとスクリューヘッドがワイヤーやブラケットに干渉し，牽引操作が困難になるためである．埋入点を印記した後，デンタルミラーを用いるなどしてコンタクト直下に位置しているかどうか確認する．

第3章　埋入手技

　上顎歯槽部では直径1.0mmのドリルを，下顎歯槽部では直径1.3〜1.4mmのドリルを使用する．ドリルの回転数は低回転(500〜800rpm)とし，生食水の注水下にて誘導孔を形成する(図5)．誘導孔の深さは通常皮質骨を貫通する程度でよいが，骨の硬さに応じて深度を深くする．

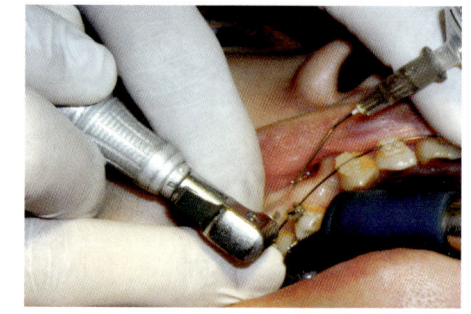

図5

　垂直的な埋入方向は骨面に直角ではなく，やや傾けてドリルする(図6)．これは埋入深度を浅くして歯根への干渉の確率を減らすのが目的である．

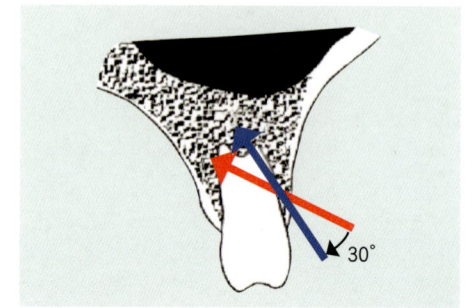

図6

　専用のドライバーを用いて方向を確認しながらISAをゆっくりと埋入する．スクリューの埋入時の後半に強い抵抗感があるときには歯根への干渉が疑われるので，埋入方向を確認し，必要なら埋入位置を少しずらして再度ドリリングを行う(図7)．

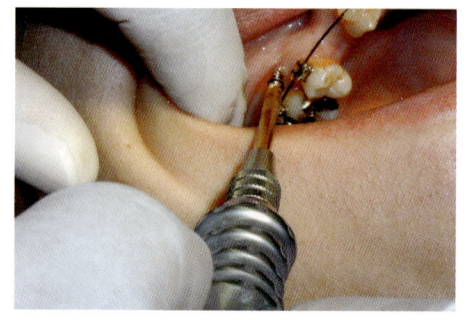

図7

　なお，上顎歯槽部用にISA専用のステップドリルが用意されている．通常は先端の直径1.0mmの部分を用いて誘導孔を形成し，皮質骨が硬いときには，ドリルの根元の直径1.3mmの部分までドリルすることにより，適正トルクで埋入することができる．下顎歯槽部と口蓋正中部には右側の1.3mmドリルを用い，やはり骨が硬いときは誘導孔を深く形成する(図8)．さらに直径1.4mmのドリルも用意されているので，これを用いても良い．

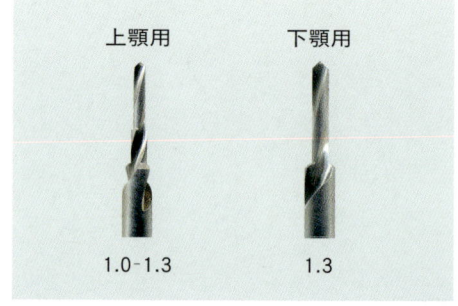

図8

埋入後，打診を励行し，歯根への干渉による歯根膜炎が起きていないか確認する．

20歳以降の成人であれば，即時に牽引を行うことができるが，初回はチェーンエラスティックを用いて100〜150g程度の矯正力を使用する（図9）．

低年齢では骨代謝が活発なため，即時に牽引を行うと脱落が起こりやすい．著者の場合，20歳以下では埋入後1ヵ月の治癒期間を，15歳以下では埋入後3ヵ月の治癒期間をおいてから牽引を行っている．

なお，通常の外科処置と同様に抗生物質と鎮痛剤の投与は必須である．

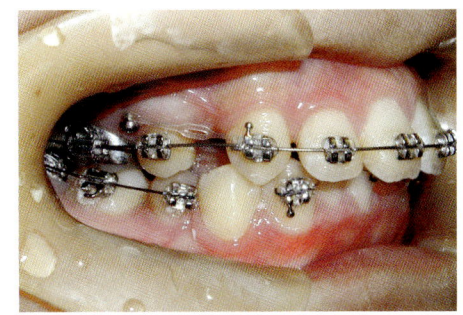

図9

Indirect Anchorage Method

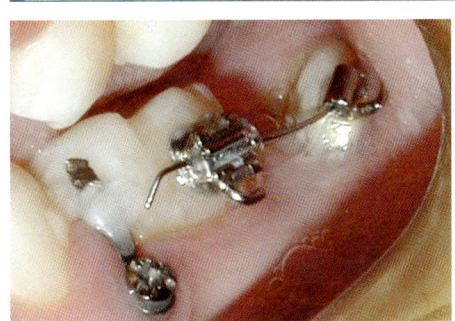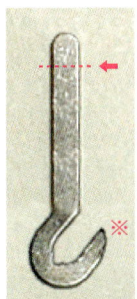

図10a 図10b

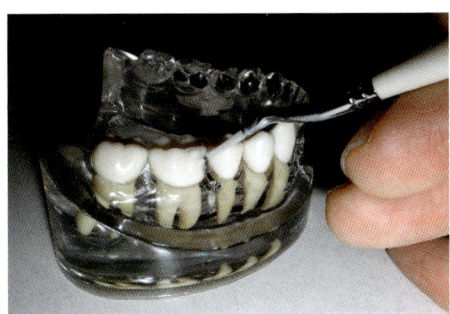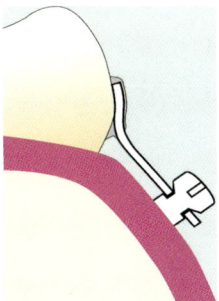

図11a 図11b

図10aのように移動させたくない歯をISAに固定し，これを固定源としてMinor Tooth Movementを行うことができる．

通法に従って歯槽部にISAを埋入し，図10bのアバットメントを屈曲して歯面に適合させる．先端部（←）は適当な長さにカットし，フック部（※）をISAヘッド部に差込んで専用のクリンピングプライヤーまたはユーティリティプライヤーを用いて挟んで固定した後，歯面とアバットメントをスーパーボンド等のボンディング剤で固定する（図11a, b）．

口蓋部への埋入

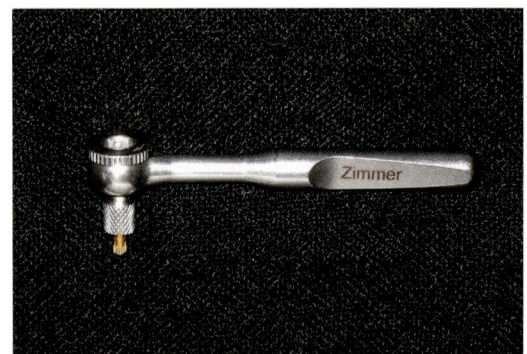

図12

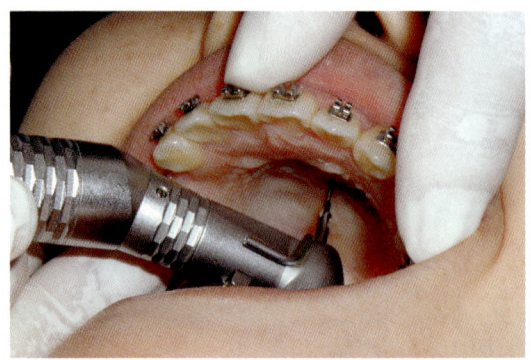

図13

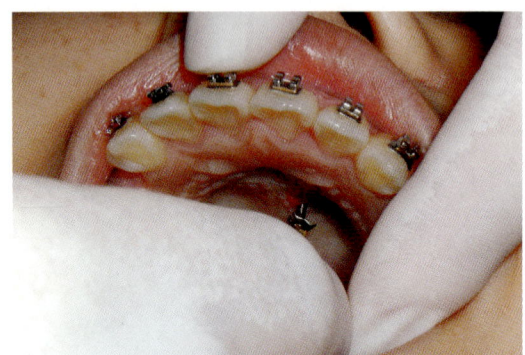

図14

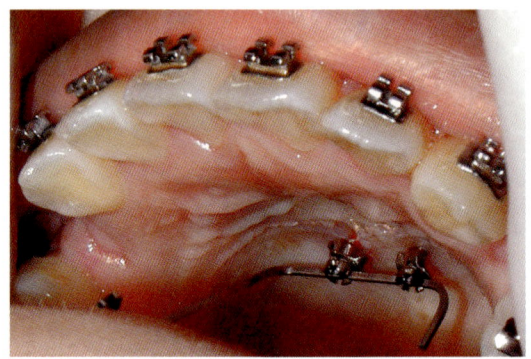

図15

　口蓋に埋入するときには，**図12**のような小型のラチェットドライバーを用意する必要がある．口蓋の歯根間歯槽部に埋入する際には頬側と同様に1.0mmのドリルを使用し，ISAは長さ8mmのものを使用する．口蓋正中部に埋入するときは，皮質骨が非常に硬いため，1.4mmのドリルを用い，長さ4〜6mmのISAを使用する．著者の経験上，大臼歯部の正中縫合部に埋入したミニインプラントは安定するが，前方の小臼歯部の正中に埋入する際には，正中口蓋縫合をわずかに避けた方がよいようである(**図13**)．

　正中付近の軟組織の厚さは1〜2mm程度である．1.4mmのドリルを用いて軟組織を含めて6〜7mm程度の深さの誘導孔を形成した後，6mmのISAを埋入する(**図14**)．口蓋正中では骨が非常に硬く，破折が起こりやすい．破折を避けるには，**図12**のラチェットの柄を左手で持ち，ヘッドの回転部を右手の指で回して埋入し,硬くて回せなくなったところで埋入深度を確認する．残り1〜1.5mm程度なら，持ち替えてラチェットによりさらに締め，残り2mm以上あるようなら，無理をせず4mmのISAを使用する．トルク値が20Ncmを超えると破折の危険性が出てくるので，インプランターを使用するときは最大トルク値を20Ncmに設定しおくと安全である．

　ISAヘッド部のスロットを利用することができる．2本埋入するときは0.022インチのワイヤーを通して，平行性を確認しながら埋入する(**図15**)．第一大臼歯のバンドの舌側には0.022インチスロットのブラケットをウェルドしておく．

口蓋部への埋入

次に図16のように0.021×0.025インチのステンレスワイヤーをスロットに挿入した状態で，印象採得を行う．落下防止のため，少量のレジンかデュラシール等でワイヤーを軽く固定しておくとよい．

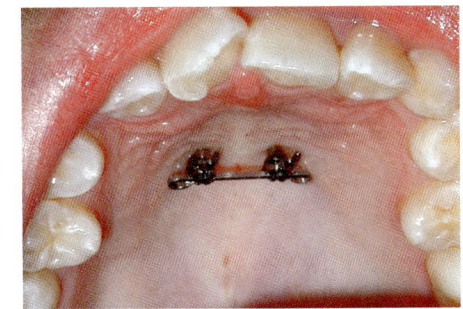

図16

印象採得後，ワイヤーは印象材の中に埋没された状態となっている(図17)．ISAの埋入部位をカッター等で開窓し，0.022ブラケットを印象内のワイヤーにセットした状態で瞬間接着剤を用いて固定し，石膏を注入する．

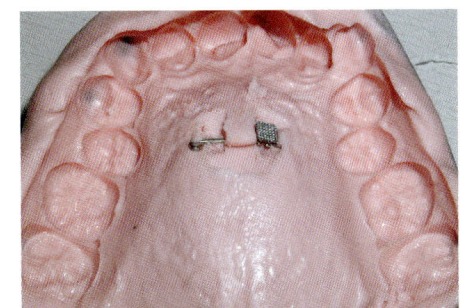

図17

図18の作業模型上で0.021×0.025インチステンレスワイヤーまたは0.021×0.021インチベータチタニウムワイヤー等を用い，トランスパラタルアーチ(TPA)を屈曲する．

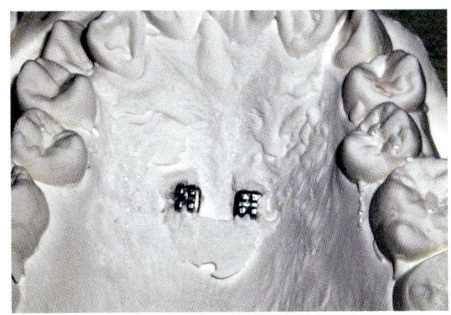

図18

口腔内に装着されたTPA(図19)．H型アバットメントを装着しておくと，結紮線やモジュールを用いてTPAを着脱することができる．クリップ型のアバットメントを用いてTPAのISAヘッドへの固定を行ってもよい．ループ部を調整することにより，第一大臼歯を3次元的にコントロールすることができる．

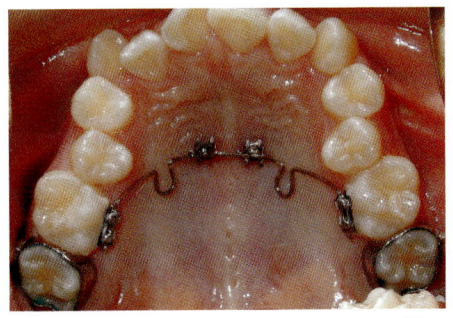

図19

可動粘膜部への埋入

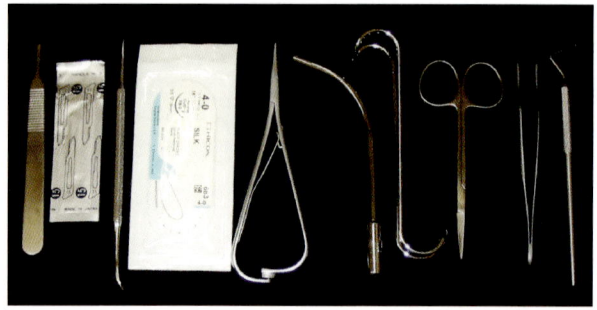
図20

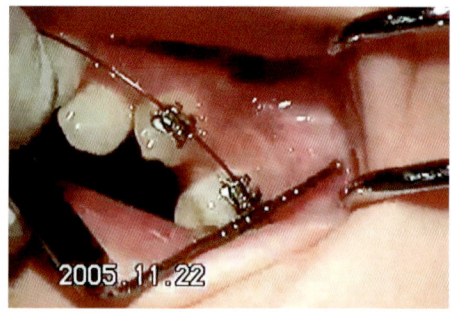
図21

　上顎前歯部の圧下を必要とするガミースマイルの症例では，梨状孔下縁や頬骨歯槽稜（Keyridge部）など，歯槽深部の可動粘膜部に埋入する場合がある．この場合，長さ4mmのISAの他，#15メス，骨膜剥離子，縫合糸付き縫合針（#40），持針器，吸引管，口角鈎，鋏等が必要となる（図20）．

　Keyridge部への埋入を例にあげる．この場合，十分な量の麻酔液（0.8cc程度）を注入し，術野の浸潤麻酔を行い，プローブを用いて埋入部位の位置確認を行う．埋入位置は第一大臼歯近心根の上方で，ブラケットスロットから18～20mmの高さになる（図21）．

　#15のメスを用いて，埋入部位から犬歯に向かって15mmほど切開し，骨膜剥離子を用いて骨面を露出させる（図22）．

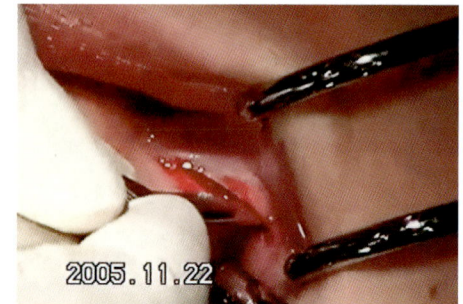
図22

　Keyridge部の骨は硬いので，1.3mmのドリルを用いて生理的食塩水の注水下にて誘導孔を形成する（図23）．上顎洞に到達したら，ドリリングを止める．通常，この部位への埋入の際には，100％上顎洞に穿孔するが，侵襲が極めて小さいため，洞内の炎症の心配はほとんどない．

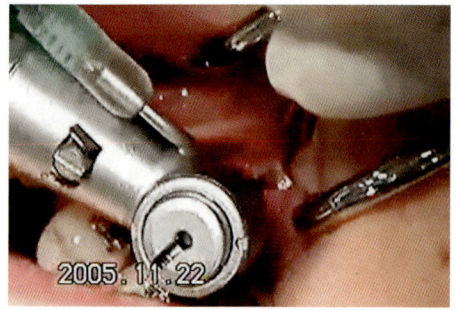
図23

アバットメントは長いもの(L-size)を使用する．図24のように屈曲し，クリンピングプライヤーを用いて長さ4mmのISAヘッド部に固定しておく．

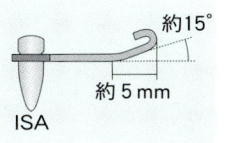
図24a

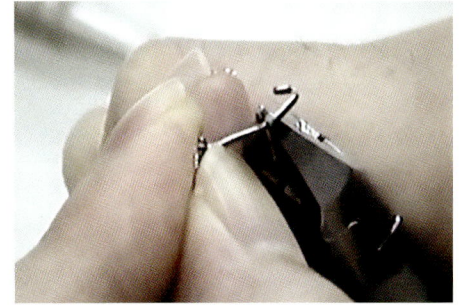
図24b

専用ドライバーにてISAを埋入する(図25)．

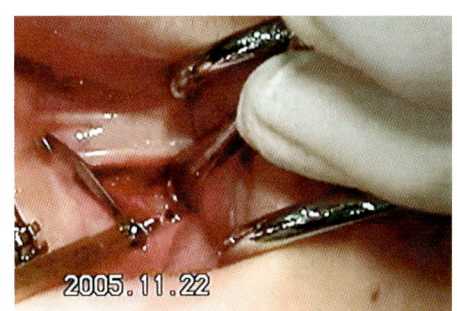
図25

プローブを用いてISAのネジ部がしっかりと骨内に埋入されていることを確認する(図26a, b)．

まれに骨が薄くて初期固定が不十分なときがあるが，この場合は位置を少しずらして，1.0mmのドリルを用いて誘導孔を形成しなおしてから埋入する．

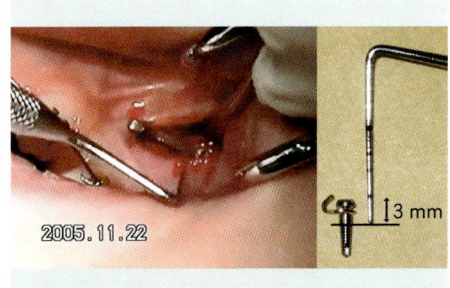
図26a　　図26b

縫合の後，チェーンエラスティックにて牽引を行う(図27)．3〜4日程度腫脹および疼痛が起こるので，鎮痛剤と抗生物質を投与する．なお，切開縫合の基本テクニックについては河奈ら(2000)の著書を参考にするとよい．

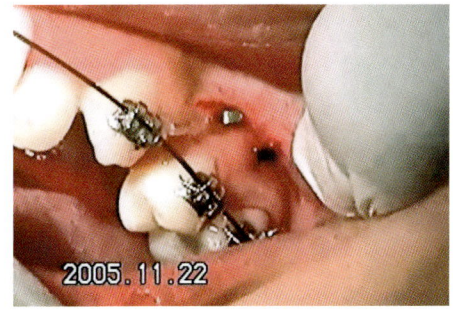
図27

プレートタイプアバットメントの術式

同様に齦頬移行部付近に長さ20mm程度の切開を加える(図28).

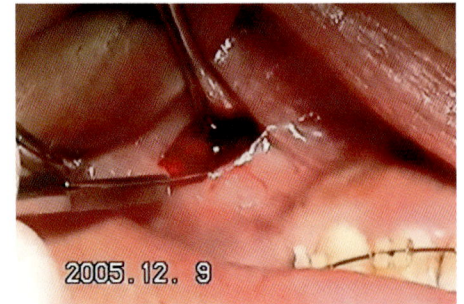

図28

メスおよび骨膜剥離子にて骨面を露出し，ブラケットスロットから18〜20mmの位置に1.3mm径のドリルにて誘導孔を形成する(図29).

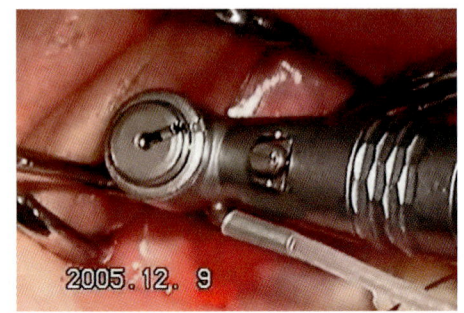

図29

アバットメントの近心側のフック状装着部に4mmのISAヘッドをクリンピングプライヤーにて挟んで固定しておき，ISAをドライバーにて誘導孔に捻じ込むことにより，アバットメントを骨に固定する(図30).

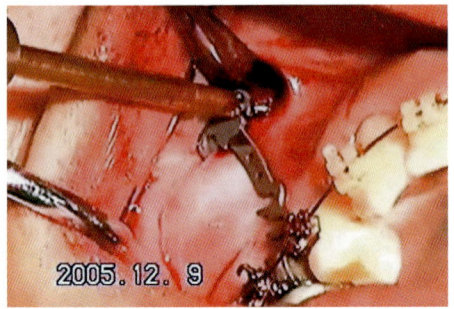

図30

次に遠心側のフック状装着部に1.3mm径ドリルにて誘導孔を形成する(図31).このとき，アバットメントは近心側で固定されたISAを中心に回転するので，牽引部が適正な位置にくるようにアシスタントに動かないように押さえさせておくとよい.

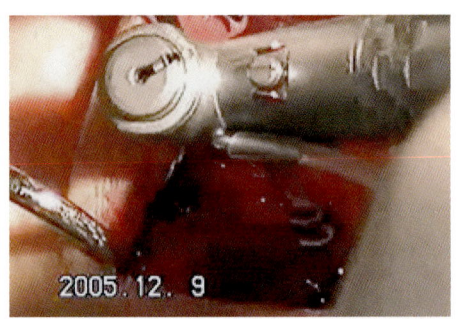

図31

可動粘膜部への埋入

遠心側固定部を 4 mm の ISA にて固定する（図32）．ユーティリティプライヤー等を用いてアバットメントがしっかりと骨に固定されていることを確認する．

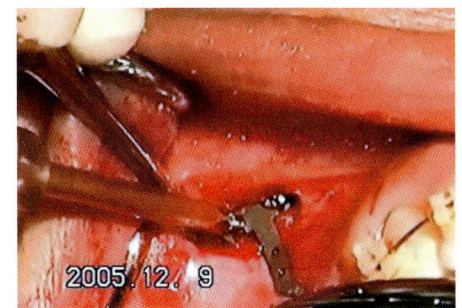

図32

縫合を行った後，チェーンエラスティックによる牽引を行う（図33）．

XL-type のアバットメントは，牽引部と装着部が同一形状で，上下を反転させてリバーシブルに使用できるようになっており，あらゆる部位への適応が可能である．

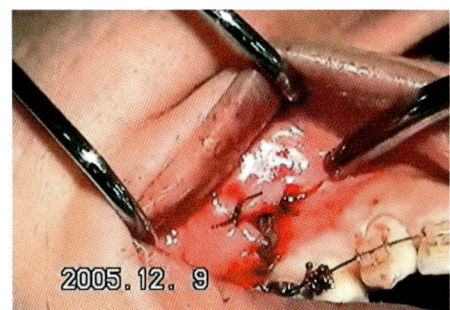

図33

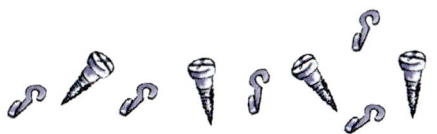

第4章

第4章
埋入部位の検討

埋入部位の解剖学的検討

　アンカレッジの強化のため，上顎歯槽部に埋入する機会がもっとも多くなる．上顎では，図1のCT写真に示すように，第二小臼歯と第一大臼歯の歯根間に十分なスペースがあることが多く，埋入作業はしやすい．一方，第一・第二大臼歯間の歯根間隙はわずかで，埋入が困難である場合がほとんどである．また，第二大臼歯の遠心頰側は骨量が少なく，骨質も脆弱なため，脱落が起こりやすい部位である．

　図2のように頰側の皮質骨は歯槽頂では薄く，上方にいくに従い厚くなる傾向を示す．浅い部位に埋入し，脱落が生じたときは，やや上位に埋入しなおすと成功率は高く安定するが，あまり上位だと可動粘膜に入るので炎症が起こりやすくなる．ブラケットスロットから6～8mmの高さが適当である．

　口蓋歯槽部では，第一大臼歯頰側根が2根あるのに対し，口蓋根が1根であるため，歯根間のスペースは十分である（図3）．ただし，口蓋歯槽部では血管が多く，切開を加えると出血が起こりやすいので，切開せずに粘膜上からドリルした方が安全である．また，第二大臼歯遠心には大口蓋孔があるので注意を要する．

　口蓋正中部では，第一小臼歯遠心面より後方で，かつ第二大臼歯近心面より前方の範囲に埋入する（図4）．この範囲より前方だと切歯管を損傷する恐れがあり，後方だと軟口蓋に入るためで

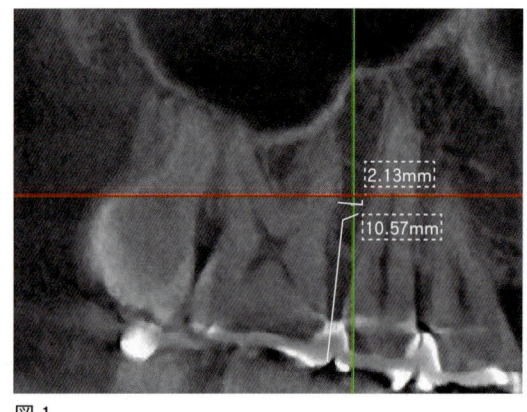

図1

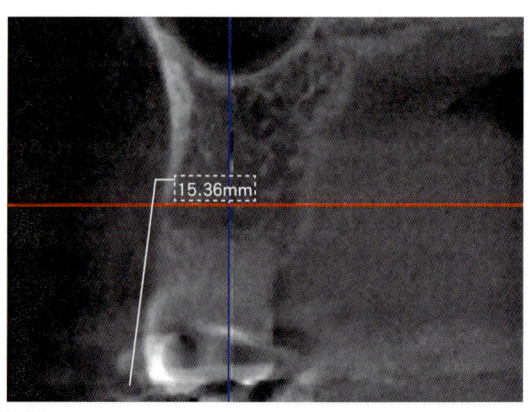

図2

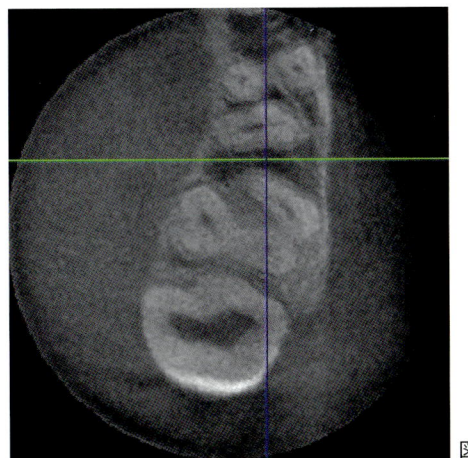

図3

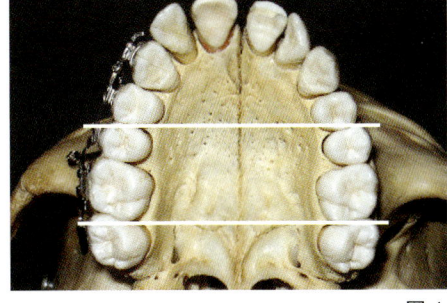

図4

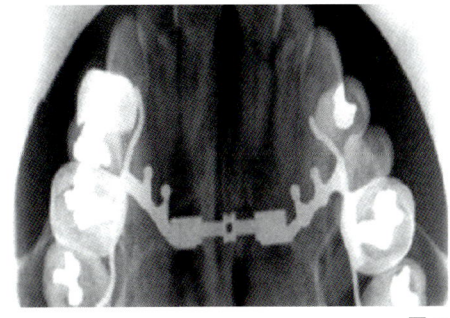

図5

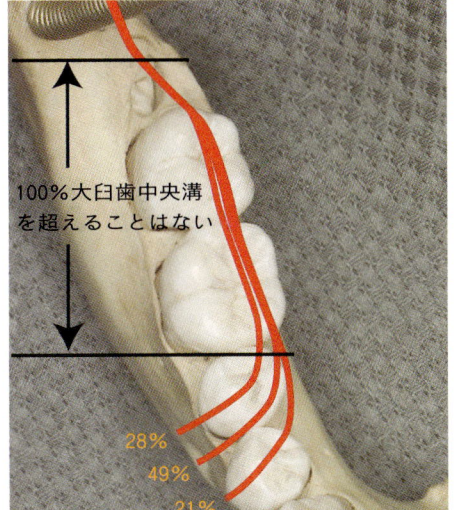

図7

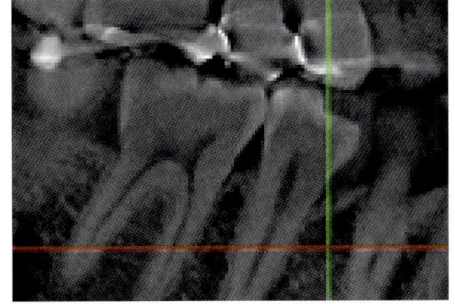

図6

ある．この範囲内で遠心寄りに埋入した場合は安定しやすいが，前方に埋入する場合は，正中口蓋縫合での成長が残る症例では縫合部をやや避けた方が安定する．

　急速拡大後のエックス線写真（図5）をみると，後方では骨が緻密で正中への埋入が可能だが，前方では縫合部が離開するため縫合部を避ける必要がある．

　下顎では図6のCT写真に示すように，第二小臼歯と第一大臼歯歯根間，および第一・第二大臼歯間のいずれもスペースが十分であることが多い．また，図7に示すように，頰側からアプローチするかぎりにおいては，下顎管を損傷する恐れはない．また，第二大臼歯遠心の頰側棚に埋入し，歯列の遠心移動に利用できるが，スクリューヘッドが粘膜下に隠れるため，アバットメントの装着が必要となる．

第4章　埋入部位の検討

表1　埋入部位と使用するISAの種類.

埋入部位			ドリル径	ISA	Abutment	切開	縫合
上顎	頬側	Keyridge or 梨状孔下縁	φ1.3	4 mm	L	10～15mm	要
		歯槽部 可動粘膜(上顎洞近接時)	φ1.3	4 mm	S	2～3 mm	—
		歯槽部 可動粘膜	φ1.0－1.3	8 mm	S	2～3 mm	—
		歯槽部 付着歯肉	φ1.0－1.3	8 mm	S or 無	—	—
	口蓋	歯槽部	φ1.0－1.3	8 mm	S or 無	—	—
		正中	φ1.4	4～6 mm	無	—	—
下顎	頬側	頬側棚	φ1.3	6～8 mm	L	10～15mm	要
		歯槽部 可動粘膜	φ1.3	8 mm	S	2～3 mm	—
		歯槽部 付着歯肉	φ1.3	8 mm	S or 無	—	—

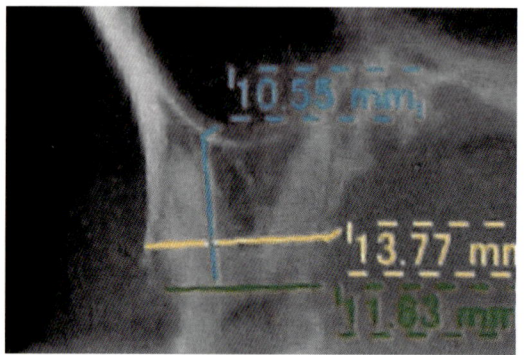

図8

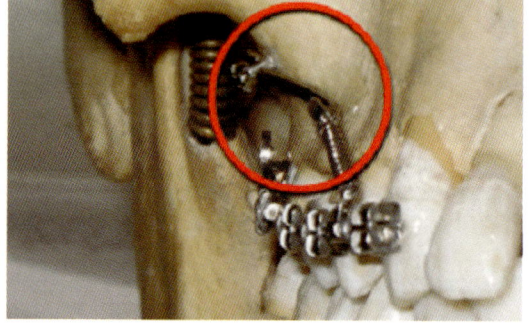

図9

　頬骨歯槽稜(Keyridge部)に埋入する際には，すぐ内側に上顎洞があり，骨の厚さは薄いが，骨自体は極めて緻密なため，ミニインプラントの安定性は高い(**図8**)．通常は1.3mmのドリルを使用するが，まれに骨が非常に薄い場合がある．埋入後スクリューヘッドをピンセット等で把持し，動揺があるようなら1.0mmのドリルで誘導孔を形成しなおしてからISAを再度埋入する．ほとんどの場合，ドリリング時に上顎洞に穿孔するので，穿孔したらドリリングを止め，長さ4mmの短いISAを埋入する．ISAのヘッド部は可動粘膜下に完全に隠れるので，アバットメントは長いものを使用する．**図9**のようにアバットメントを骨面に沿わせるように屈曲することで粘膜の炎症を抑えられる．ISAの埋入位置をブラケットスロットから18～20mmの高さに設定することで，歯根への干渉は回避できる．梨状孔下縁に埋入する場合は前歯の圧下が行われることが多いので，前歯歯根尖より3～4mm上方を埋入点とし，スクリューをやや上方に傾けて埋入することで根への干渉を避けることができる．

　埋入部位と使用するISAの種類を上記の**表1**にまとめた．

埋入部位の力学的検討

　ミニインプラントを用いて矯正治療を行うときには,「どこに埋入し,どのように牽引すると歯はどのように動くのか」ということを十分理解しておく必要がある.症例に応じた最適な位置にISAを埋入しなければならない.

　これを理解するにはTeuscher(1998)の考え方が参考となる.物体を剛体と考えると抵抗中心の位置と荷重ベクトルとの位置関係により,その物体の運動を予測することができる.抜歯症例では,抜歯部位の前後で前歯部(移動歯)のセグメントと臼歯部(固定歯)のセグメントが生じ,それぞれに抵抗中心が存在すると考えられる.しかし,スペースクローズの際には,前後のセグメントはレクタンギュラー・ワイヤーにより連結されており,年単位となる矯正治療期間を考えると,個々の歯の位置は,ワイヤーに与えたスピー湾曲を含めたベンディングに,ほぼ完全にコントロールされると考えられるので,理論上,前後のセグメントを合わせた歯列全体を剛体と考えてよい.歯列全体の抵抗中心の位置は,抜歯症例か非抜歯症例かによって多少のずれはあるが,概算としては図10の★印の位置,第二小臼歯歯根の約1/2の位置に在ると考えられる.この図では,牽引ベクトルがちょうど抵抗中心の上を通るので,歯列は後上方に平行に移動しようとする.

　図11は抵抗中心★より牽引ベクトルが下を通る場合である.歯列の運動の回転中心●は牽引ベクトルから抵抗中心に向かって立てた垂線上に位置する.そして抵抗中心と回転中心のおよその距離は以下の計算式で求めることができる.

$$400 / \text{Length of lever arm}$$

　ここで,Length of lever arm とは牽引ベクトルから抵抗中心★までの距離である.この例では歯列の上方に回転中心が存在し,臼歯は圧下方向へ,前歯はやや挺出方向へ移動することになる.

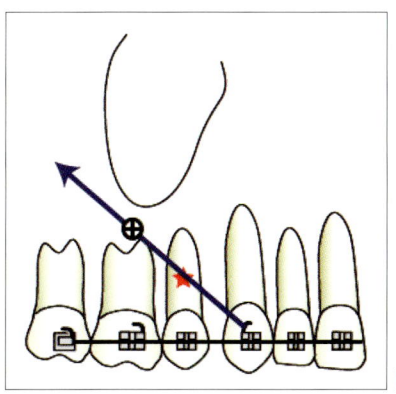

図10

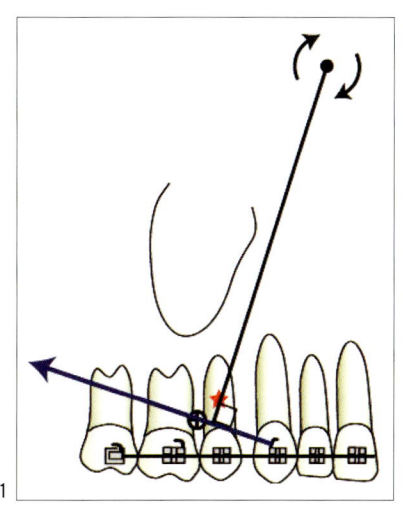

図11

第4章 埋入部位の検討

図12は抵抗中心より牽引ベクトルが上方を通る場合である．この場合，回転中心は歯列の下方に位置するため，臼歯の垂直的変化は少なく，主に前歯が圧下する．

図13はBrachyoの骨格型を持つガミーフェイスの症例を例にあげ，抵抗中心とフォースベクトルの位置関係から術後のシミュレーションを行った結果である．この場合，上顎ではKeyridge部にISAを埋入し，さらに抵抗中心のなるべく上方をフォースベクトルが通るように，前歯部に長いフックを付けて牽引を行うことにより，図12と同様の効果がえられ，主に前歯が圧下するようになる．下顎では，第二小臼歯と第一大臼歯間の歯槽部にISAを埋入し，やはり前歯部に長いフックを付けてフォースベクトルが咬合平面に平行に，かつ抵抗中心をほぼ通るように設定することで，下顎前歯を後方に平行移動することができる．

図14はDolicoのBimaxillary Protrusionを例としてシミュレーションしたものである．上下顎ともにISAを歯槽部に埋入し，フォースベクトルが上顎では後上方へ，下顎では後下方へ向くように前歯部に小さなフックを付け，抵抗中心をほぼ通るようにすることで，上下歯列の圧下による下顎骨のカウンタークロックワイズ・ローテーションが期待できる．

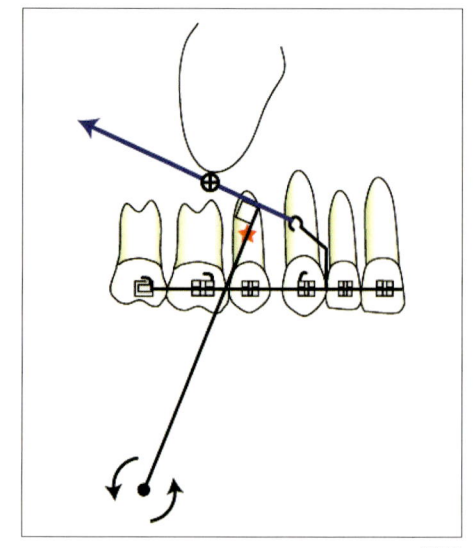

図12

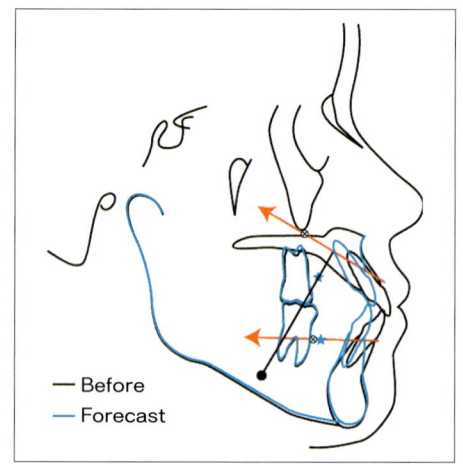

図13

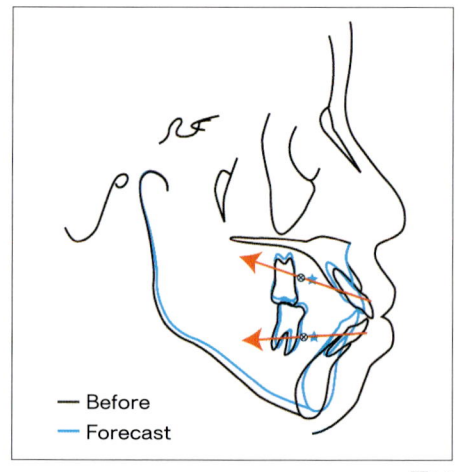

図14

図15に埋入部位と牽引ベクトルの関係と，歯の移動方向をまとめた．
表2に各骨格型に推奨されるISA埋入部位と牽引用フックの高さの組み合わせをまとめた．

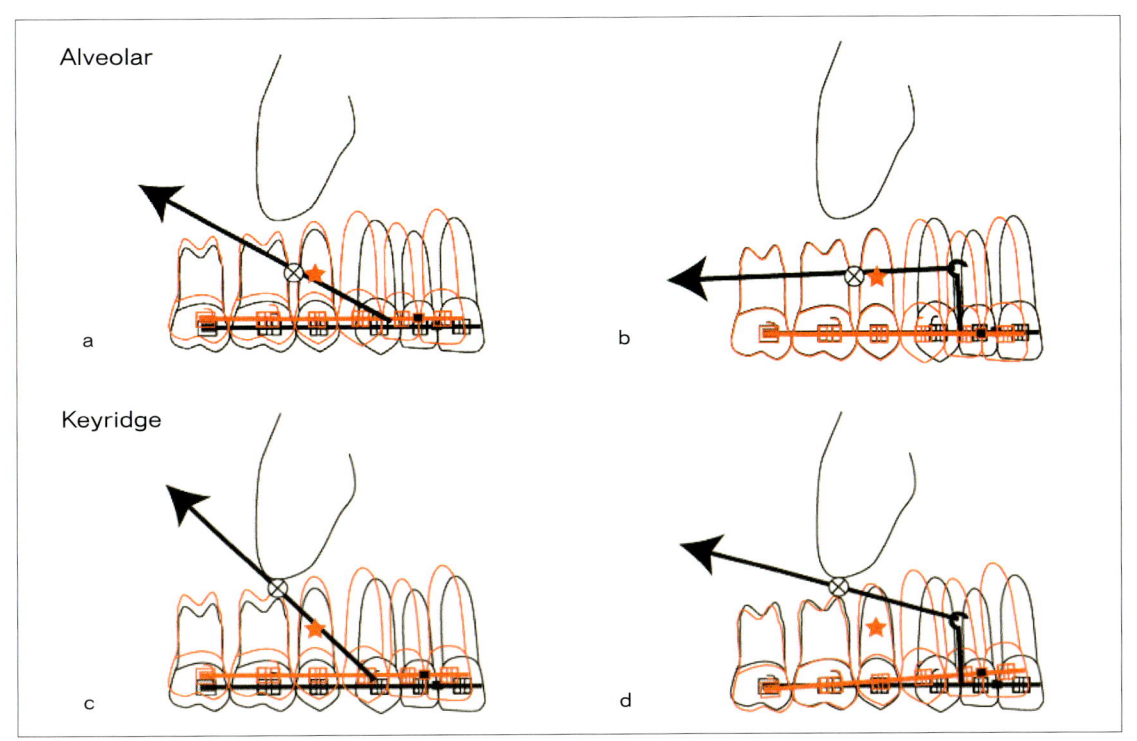

図15

表2 ISA埋入部位と牽引用フックの高さの組み合わせ．

埋入部位	フック高さ	臼歯	前歯	推奨骨格型
深い（keyridge）	高	変化なし	圧下	Mesio〜Brachyo
	低	圧下	圧下	Dolico
浅い（歯槽部）	高	変化なし	変化なし	Mesio〜Brachyo
	低	圧下	圧下	Dolico

　外科的侵襲を考慮すると，なるべく歯槽部に埋入したいところだが，Brachyoのガミースマイルの症例では，ミニインプラントをKeyridge部に埋入し，長いフックから牽引するのが最も効率的である．
　以上，抜歯症例において，ISAをスライディングメカニクスに利用する場合について述べてきたが，他の症例への応用についても力学的に十分考察した上で埋入位置を設定する．

第4章　埋入部位の検討

　開咬症例で臼歯を圧下するときには，第一大臼歯にトランスパラタルアーチ（TPA）を装着し，第二大臼歯の咬合面にエクステンションを伸ばしておくと，大臼歯が効率的に圧下できる（図16b）．

　アバットメントは図16aのように曲げておくと牽引しやすくなる．

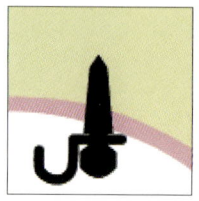

図16a 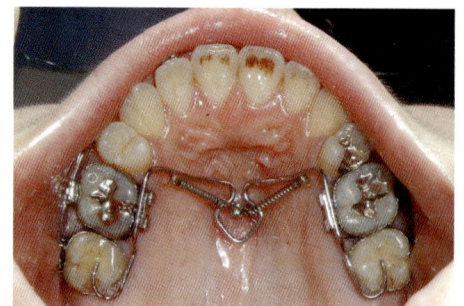　　　　　　　　　　　　　　　図16b

　頬側歯槽部にISAを埋入して圧下力を加えるより，口蓋側に埋入して圧下した方が舌側咬頭をより効率的に圧下でき，開咬の改善を早く行うことができる（図17）．

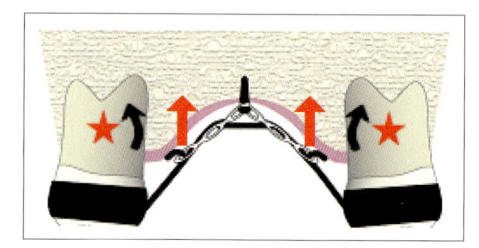

図17

　片側の大臼歯を圧下することにより，咬合平面の側方傾斜を是正することができる．この場合，ブラケットスロットから8mm程度の高さの頬側歯槽部に埋入し，口蓋側には0.9mm以上の太さのTPAを装着することにより，歯が頬側傾斜するのを防ぐ（図18）．

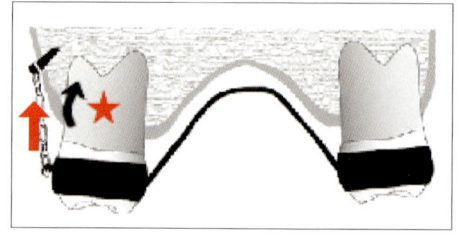

図18

　口蓋の正中に埋入し，大臼歯の遠心移動を行うときには，TPAに数カ所フックを付けておき，大臼歯の挙動を観察しながら，最適な方向に牽引する．チェーンエラスティックによる牽引ベクトルが第一大臼歯歯根中央部の抵抗中心を通るとき，大臼歯は後方圧下方向へ歯体移動する（図19a, b）．

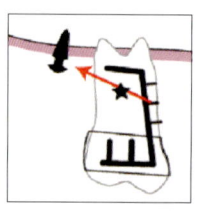

図19a 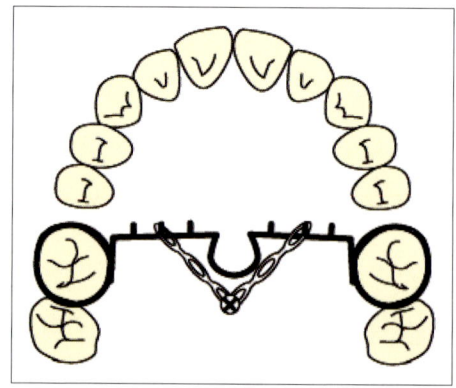　　　　　　　　　　　　　　　図19b

ISAヘッドのスロットを利用する場合は，0.021×0.025ステンレスワイヤーにてトランスパラタルアーチ(TPA)を屈曲して固定源として利用することができる．また，軽度のⅡ級関係を改善する場合は，図20のように0.021×0.021ベータチタニウムワイヤーを屈曲し，大臼歯のdistalizeを行うことができる．

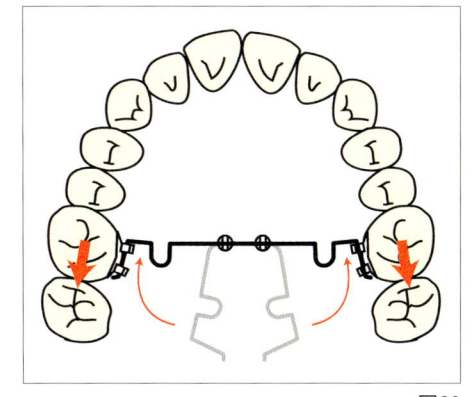

図20

　図21のように90°のアクチベートで約2N(約200g)，その半分の45°のアクチベートで約1N(約100g)の矯正力をえることができる．

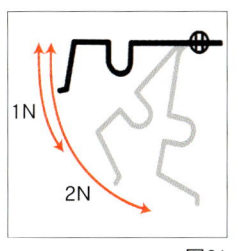

図21

　特殊な例では，TPAを図22のように屈曲し，大臼歯を挺出することができる．Brachyo facial typeでGum biteのような症例に応用可能である．

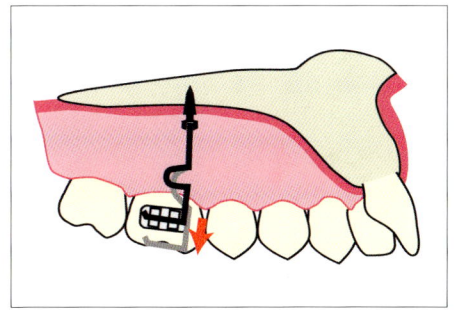

図22

　歯列全体の遠心移動を行う際には，プレートタイプのアバットメントを利用する．歯槽部に埋入したスクリューに比べて，外科的侵襲は大きくなるが，他のアンカープレートに比べて小型に設計されているため，切開量を小さくできる．End-on程度の軽度のⅡ級では，図20のように口蓋正中にISAを埋入してこれを利用し，Full-stepのⅡ級の場合は図23のプレートタイプのアバットメントを用いるとよいだろう．

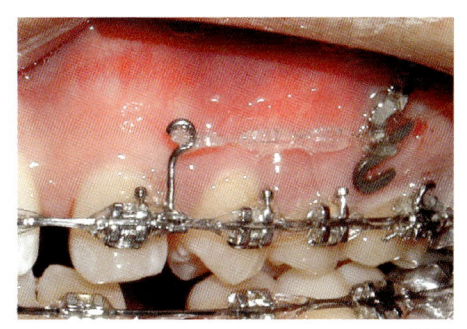

図23

第4章　埋入部位の検討

　ガミースマイルを呈する抜歯症例では，ISA を keyridge 部に埋入し，前歯を後上方へ移動するが，非抜歯症例では図24のように前歯歯根上方の梨状孔下縁に埋入し，垂直的な力を加えると前歯を効率的に圧下できる．

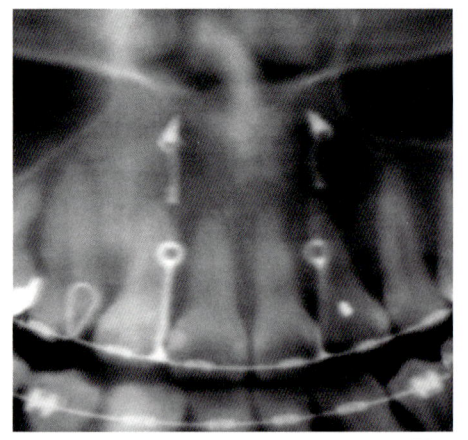

図24

　側切歯－犬歯歯根間のスペースが十分にある場合は，ワイヤーから 8～10mm の高さの側切歯と犬歯間の歯槽部に ISA を埋入し牽引することができる（図25）．これらの牽引方向は，特にⅡ級 2 類の症例で有効で，前歯の抵抗中心より牽引ベクトルが唇側を通るため，圧下と同時に Lingual root torque を効率よく歯に与えることができる．

　ただし，ミニインプラントの埋入部位が浅すぎると，十分な圧下量がえられないだけでなく，ミニインプラント撤去後に埋入位置の歯肉にわずかな瘢痕が残る場合があり，審美的な問題が生じることがあるので，十分な説明をしておく必要がある．

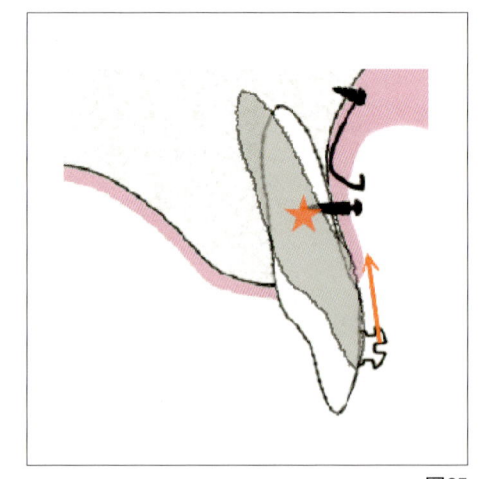

図25

　リンガルアプライアンスに ISA を用いる際には，図26のように口蓋正中部に埋入し，前歯部の後方移動に利用することができる．

　ラビアルアプライアンスを用いる時と同様に，埋入位置を変えることによって咬合平面のコントロールを行うことができる．

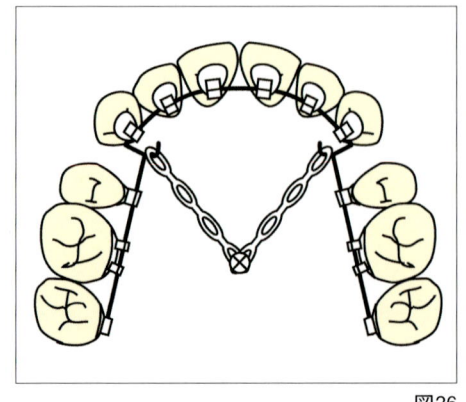

図26

図27のように第二小臼歯部の正中に埋入し，前歯部から牽引力を加えると，★印で示した歯列全体の抵抗中心の上方を牽引ベクトルが通るため，臼歯の圧下は抑えられ，主に前歯が圧下する．この方法はMesio から Brachyo の facial type を持つガミースマイルの症例に有効である．またこの場合，◎で示した前歯部の抵抗中心の近傍を牽引ベクトルが通るため，前歯のトルクコントロールを行う場合にも効果的である．

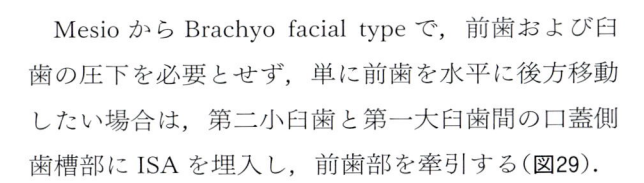

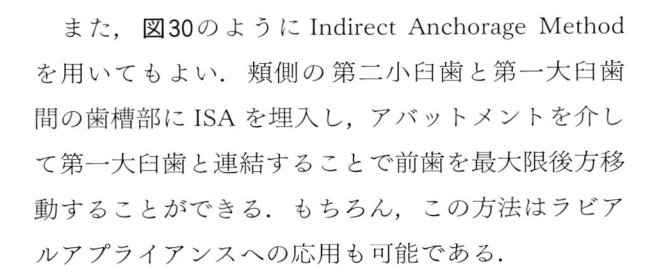

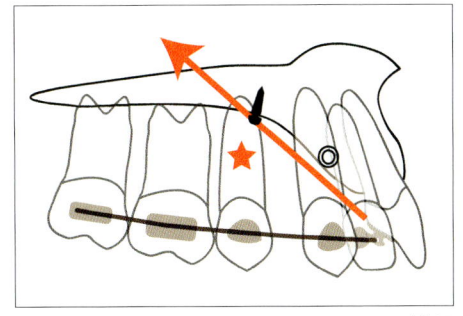

図27

Dolico facial type のように歯列全体を圧下したい場合には，図28のように第一大臼歯遠心部に ISA を埋入し，犬歯部から牽引力を加えることで，抵抗中心の近傍を牽引ベクトルが通るようになり，前歯，臼歯共に圧下することができる．

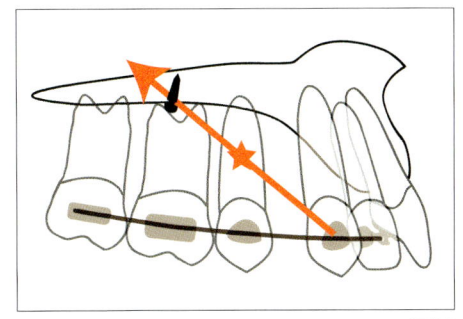

図28

Mesio から Brachyo facial type で，前歯および臼歯の圧下を必要とせず，単に前歯を水平に後方移動したい場合は，第二小臼歯と第一大臼歯間の口蓋側歯槽部に ISA を埋入し，前歯部を牽引する（図29）．

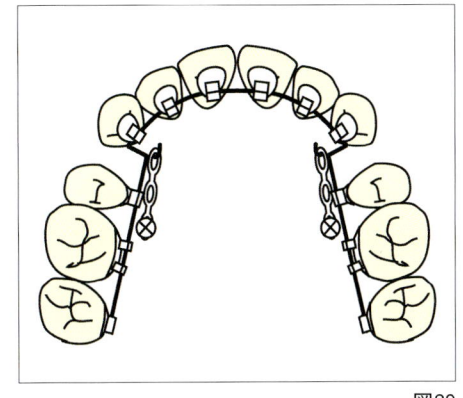

図29

また，図30のように Indirect Anchorage Method を用いてもよい．頬側の第二小臼歯と第一大臼歯間の歯槽部に ISA を埋入し，アバットメントを介して第一大臼歯と連結することで前歯を最大限後方移動することができる．もちろん，この方法はラビアルアプライアンスへの応用も可能である．

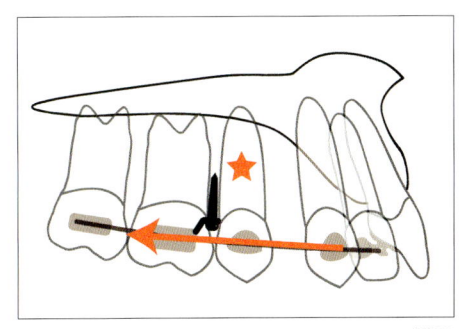

図30

第4章　埋入部位の検討

　Indirect Anchorage Method の最も効果的な利用方法は Minor Tooth Movement への応用である．

　これにより固定源の強化のためのリンガルアーチなどの補助装置が不要となる．また，移動歯以外の歯は一切動かないので，術前の咬合をまったく変化させることがなく，目的とする移動も早く行える(図31)．

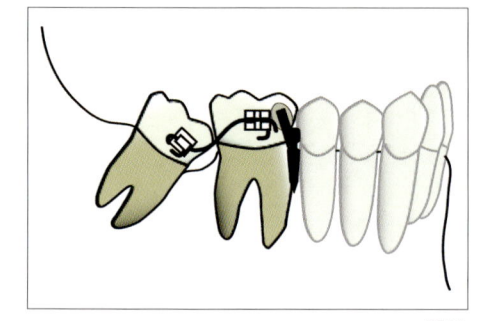

図31

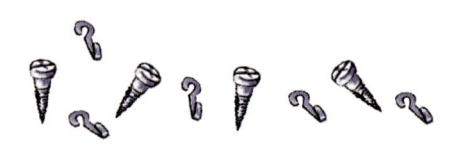

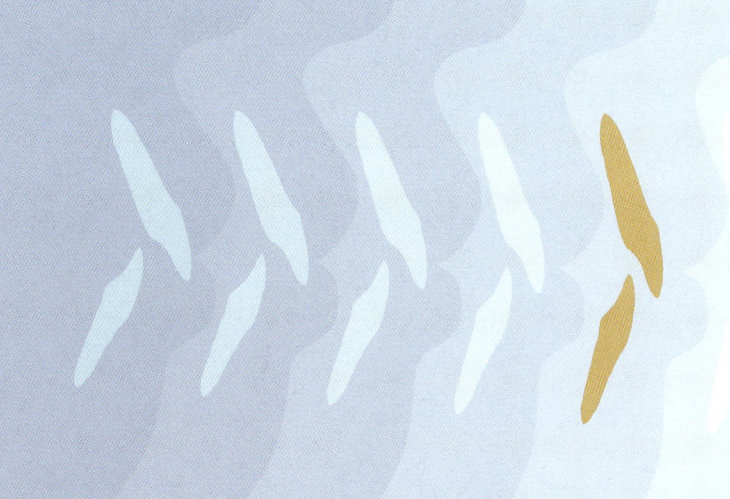

第5章

第5章
診断：垂直的指標

　従来，矯正治療によって歯の挺出は容易だが，圧下は困難でほとんど不可能であるとされ，咬合平面を自在にコントロールすることは極めて困難であった．したがって，垂直的な基準は少なく，診断・計測項目のほとんどが水平的な基準に基づくものである．事実，咬合平面についての垂直的診断項目は，咬合平面傾斜角の他，Ziポイントを用いたものやカンペル氏平面等に限られる．また，これらの計測項目はいずれも機能的な裏付けはなく，その科学的根拠にとぼしい．
　近年，矯正用ミニインプラントが開発され，従来極めて困難とされてきた歯の圧下移動が容易に行えるようになり，垂直的な指標・診断基準が強く求められるようになった．そこで本章では，咬合平面の垂直的指標について触れておきたいと思う．

　矯正医の誰もが用いるもっとも簡易でもっとも優れた診断項目のひとつにアングル分類がある．もちろん，これは従来水平的な診断基準であるが，以下のように咬合平面の垂直的な変異と対比させて結びつけることが可能である．

Class I　　⟷　　Normal
Class II　　⟷　　Steep
Class III　　⟷　　Flat

　それぞれの不正咬合の成り立ちを考えると，相対的にII級では上顔面部の過度な成長により上顎骨は前下方に変位し，下顎の成長がこれに追いつかないために下顎骨は後下方に回転する．これとは逆にIII級では上顔面部の成長が劣であり，下顎の成長がこれを上回るため，下顎骨は前上方に回転する．咬合平面の垂直的位置は，それぞれの骨格型における成長過程において築かれ，変異し決定される．
　Moss(1967, 1968, 1969)が述べたように，顎顔面の成長発育は，硬組織自身に絶対的な自律的発育能があるのではなく，それを取り巻く軟組織によってある程度コントロールされ，歯槽骨の成長は，咀嚼筋の作用力や作用方向に強く影響を受けると考えられる．この咀嚼筋群の中，咬合力を発現する最大の筋は咬筋である．咬合平面は顎顔面の成長発育の過程において，咬筋を含む咀嚼筋の発達やその走行方向に調和しつつ形成されると考えられる．

図1 図2
図3

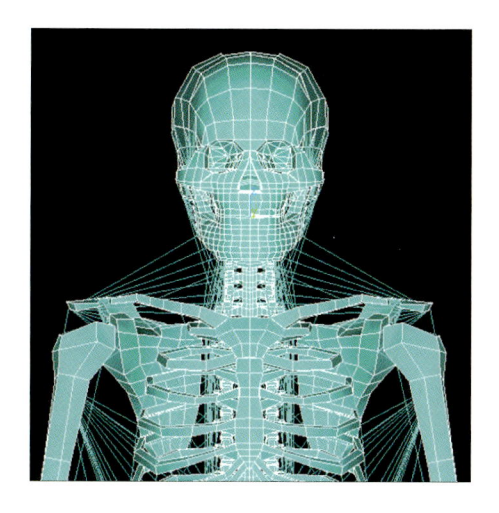

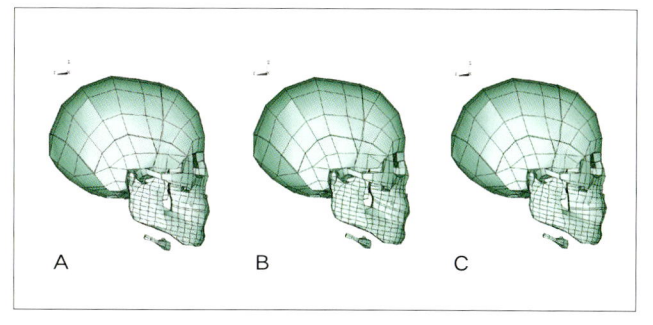

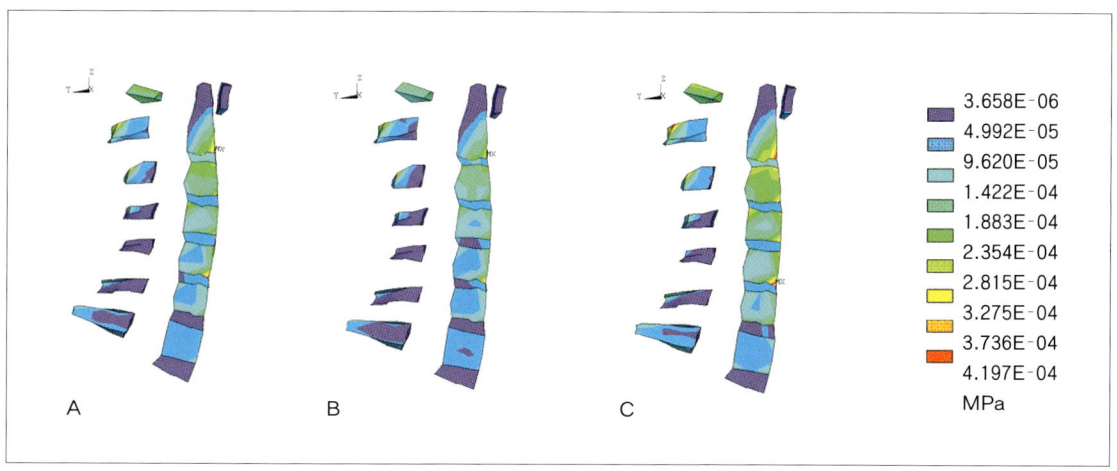

　この仮説を力学的に検証する目的で，著者は図1に示すシミュレーションモデル(有限要素モデル)を作成した(Motoyoshi et al., 2000)．このモデルを基に，咀嚼筋の走行方向と強さを変えず，咬合平面の傾斜度のみを変化させた以下の3つのモデルを作製し，それぞれのモデルで咀嚼運動をシミュレートした(Motoyoshi et al., 2003)．

　ここでAは基準となるモデルで，Bは咬合平面をsteepにしたモデル．Cはflatな咬合平面を持つモデルである(図2)．

　図3は，咬合終末時の頚椎矢状断面上での応力分布である．咬合平面の傾斜度に応じて，頚椎に異なる応力分布がみられた．基準となるAモデルでは軸椎(C2)に応力の集中がみられ，上位頚椎に咀嚼運動軸が存在することが明らかとなった．咬合平面をsteepとしたBモデルでは，下位頚椎の応力が減弱する傾向がみられ，咬合平面をflatにしたCモデルでは第五頚椎に応力の集中がみられた．すなわち，咬合平面の位置を垂直的に変えたことが，頭位に変化を与え，さらには運動軸の偏位や，延いては咀嚼機能異常に至る可能性があり，機能的調和を維持する適正な咬合平面の垂直的位置が存在することが示唆された．

第5章 診断：垂直的指標

　図4は，A，B，Cモデルの咬合終末時の下顎頭の偏位を示している．標準のAモデルでは，咬合時に下顎頭は偏位せず，回転運動のみを示したが，Bモデルでは閉口運動に伴い，下顎頭は後方に偏位し，Cモデルでは下顎頭が前方に偏位した．これは咬合平面の傾斜度と咀嚼筋の平衡関係がくずれたためであると考えられる．

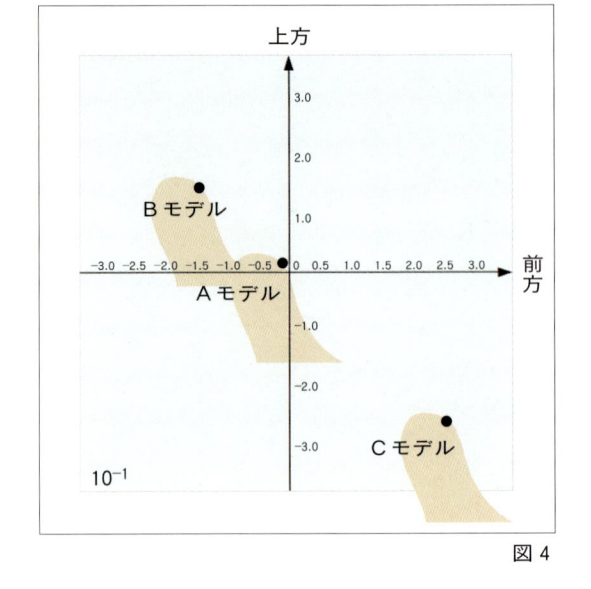

図4

　上顎骨が頭蓋に固定され，不動であるものと仮定すると(図5)，下顎骨は靱帯や筋肉によって頭蓋から吊り下げられた状態にあり，下顎頭と下顎の歯によって側頭骨(厳密には関節円板を介して)と上顎の歯に接触する．

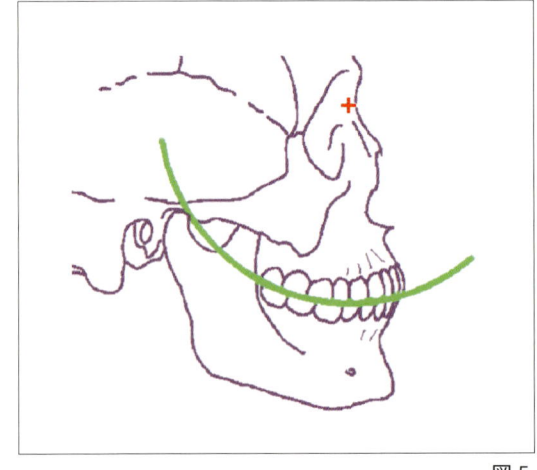

図5

　この下顎骨が上顎複合体に接するところに仮想の円を描くと，鼻骨付近に円弧の中心＋が位置する(図6)．
　ここで閉口筋のベクトルが円弧の中心を通るとき，筋の活性時に下顎は安定する．

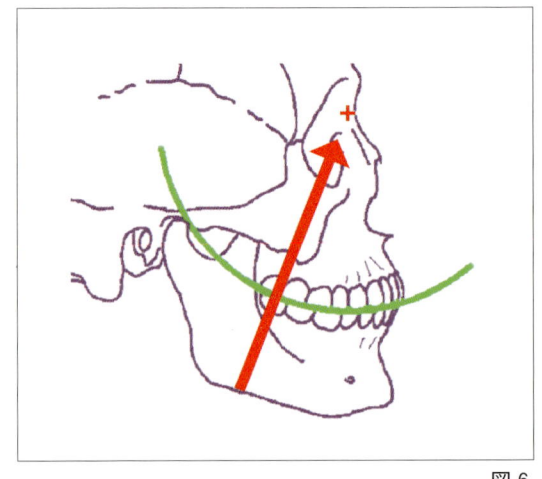

図6

一方，steepな咬合平面を持つケースを想定すると，円弧の中心は鼻骨より前方に位置し，閉口筋のベクトルはこれより後方を通るようになる．その結果，下顎には後方に偏位する力が働く（図7）．

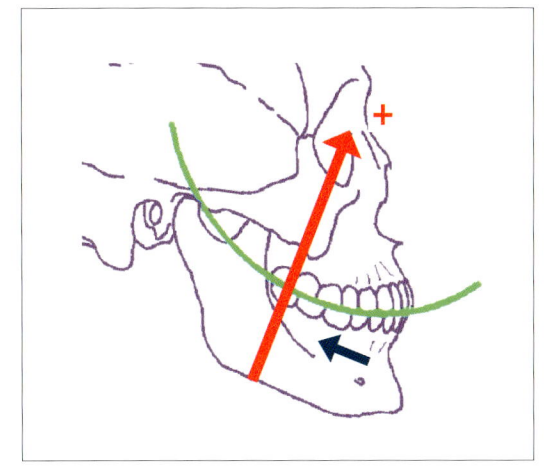

図7

また，咬合平面がflatである場合を考えると，円弧の中心は後方に移動するため，ベクトルはこれより前方を通るようになり，下顎には前方に偏位する力が働く（図8）．

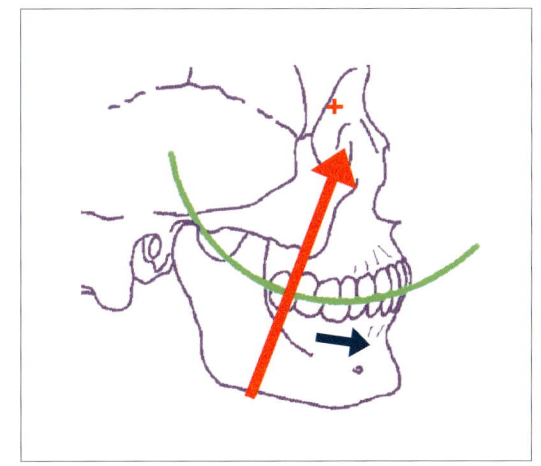

図8

咀嚼機能に調和した円弧の中心位置を求める目的で，咀嚼機能および顎関節に異常のない正常咬合者85名のセファログラムを資料として集計を行い（浅野, 1998；本吉, 1995；村田ら, 2000），図9に示す垂直的基準（Occlusal Curved Line, OCLine）をえた．

NasionからFH平面上におろした垂線上でFH平面より26mmの高さの位置に円の中心を定める．この中心から下顎頭前縁までの距離を半径（r）とした円がOCLineであり，この曲線が上顎第一大臼歯近心頬側咬頭頂と上顎中切歯切縁の垂直的位置の指標となる．

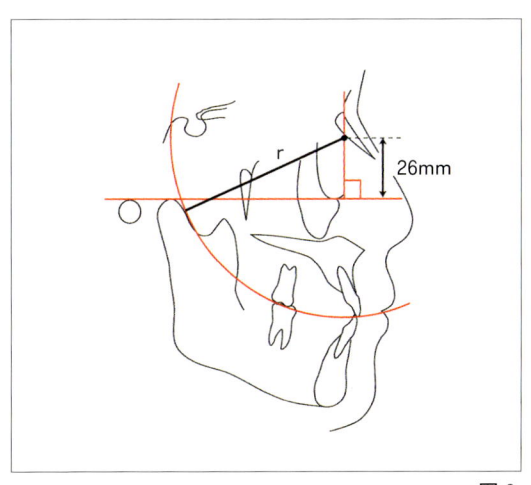

図9

第5章 診断：垂直的指標

　図10はSD（標準偏差）のlineの求め方である．中心点のX軸方向のSD値が約7mmであることに基づき，FH平面に平行に後方7mmと前方7mmの点を中心とし，それぞれ下顎頭前縁までの距離を半径（r', r"）とした円を描くことによりSDLineがえられる．

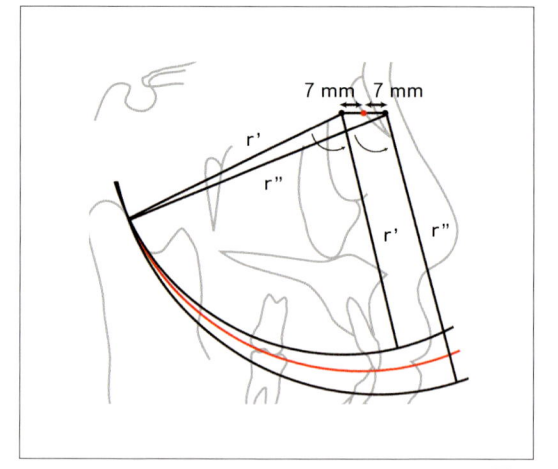

図10

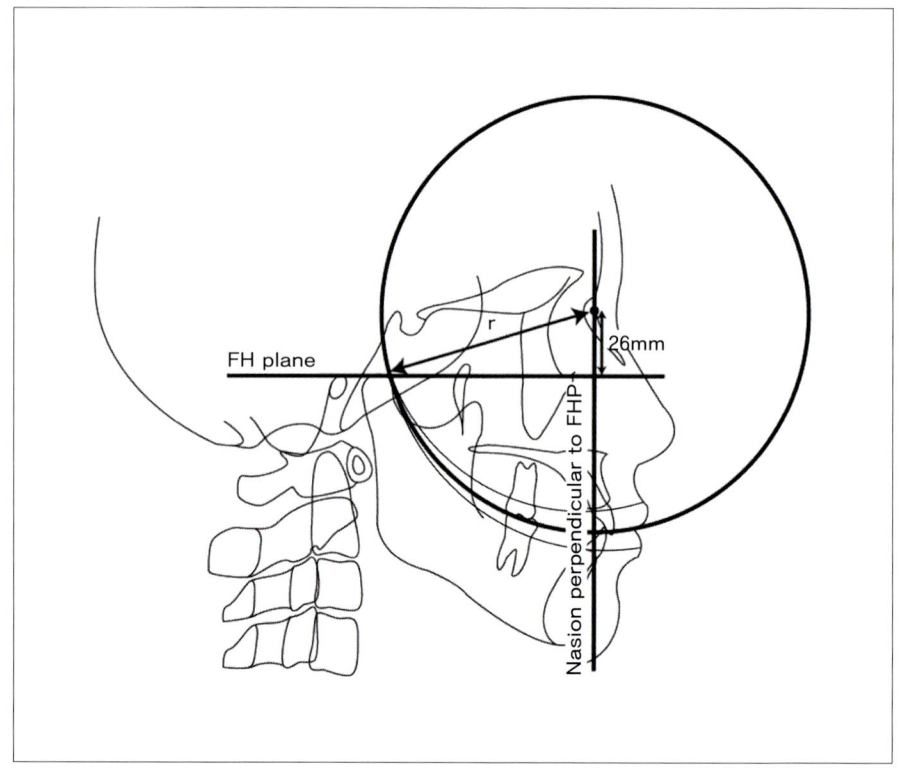

図11

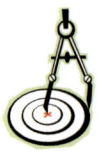

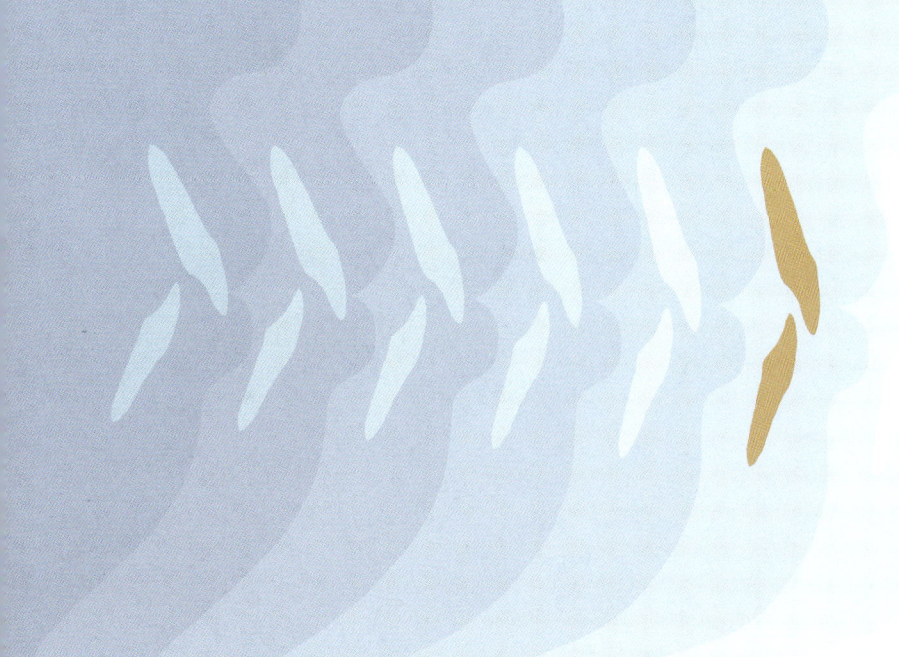

第 6 章

第6章
ISAを用いた矯正治療の手順

　診断の後，埋入部位と牽引方向を検討し，患者への十分なインフォームドコンセントを行う．ミニインプラント埋入については外科処置を伴うので，感染予防や投薬の必要性，ミニインプラント脱落の可能性について十分に納得していただく必要がある．

　本章では，ISAがもっともその本領を発揮し，臨床において遭遇する機会も多いAngle's Class Ⅰ の Bimaxillary protrusion の症例を例に挙げて，治療法の全体的な流れについて述べる．骨格的には下図のようにⅡ級の傾向を持つ Dolico facial type を想定する．口腔内は，次頁に示すように上下の側切歯の舌側転位を認める状態を想定する．

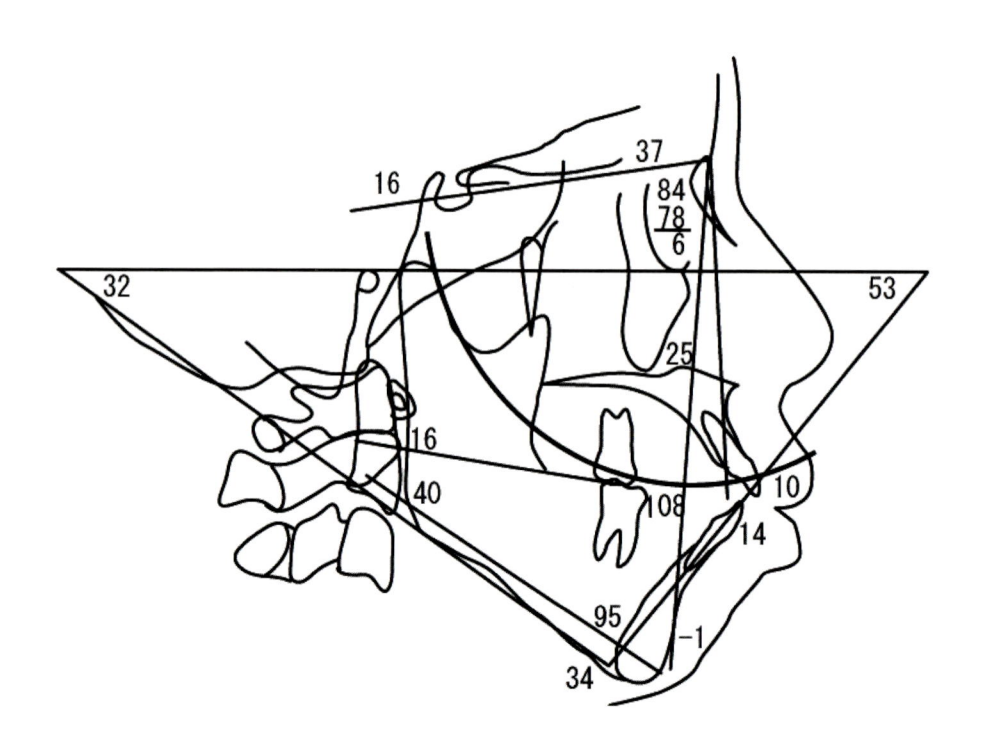

Set 6

.019x.025"SS

.017x.025"SS or .019x.025"SS

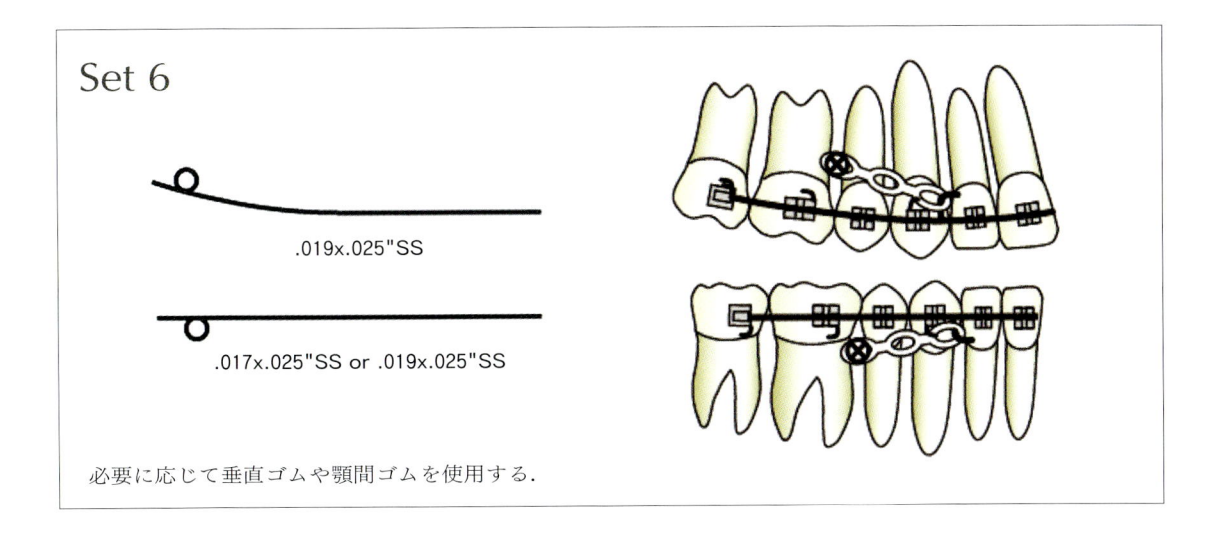

必要に応じて垂直ゴムや顎間ゴムを使用する．

装置撤去．
リテーナー装着．

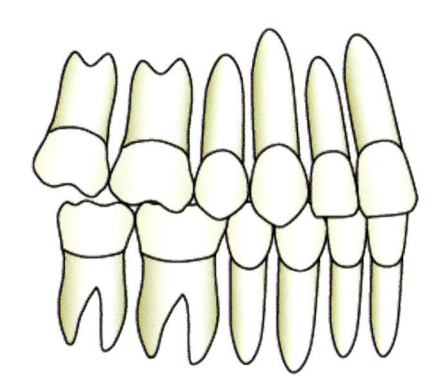

- 使用ワイヤー
  上顎　.014 SS or NiTi → .016 SS → .018 SS → .019x.025 SS
  下顎　.014 SS or NiTi → .016 SS → .018 SS → .017x.025 SS (.019x.025 SS)

- Angle's Class II で下顎が moderate anchorage の場合は，ISA は上顎のみに埋入し，上下 En Masse 時に II 級ゴムを併用する．
- その他，各 Facial type に応じて垂直的コントロールの必要性について検討し，埋入部位と牽引方向を変更すればよい．

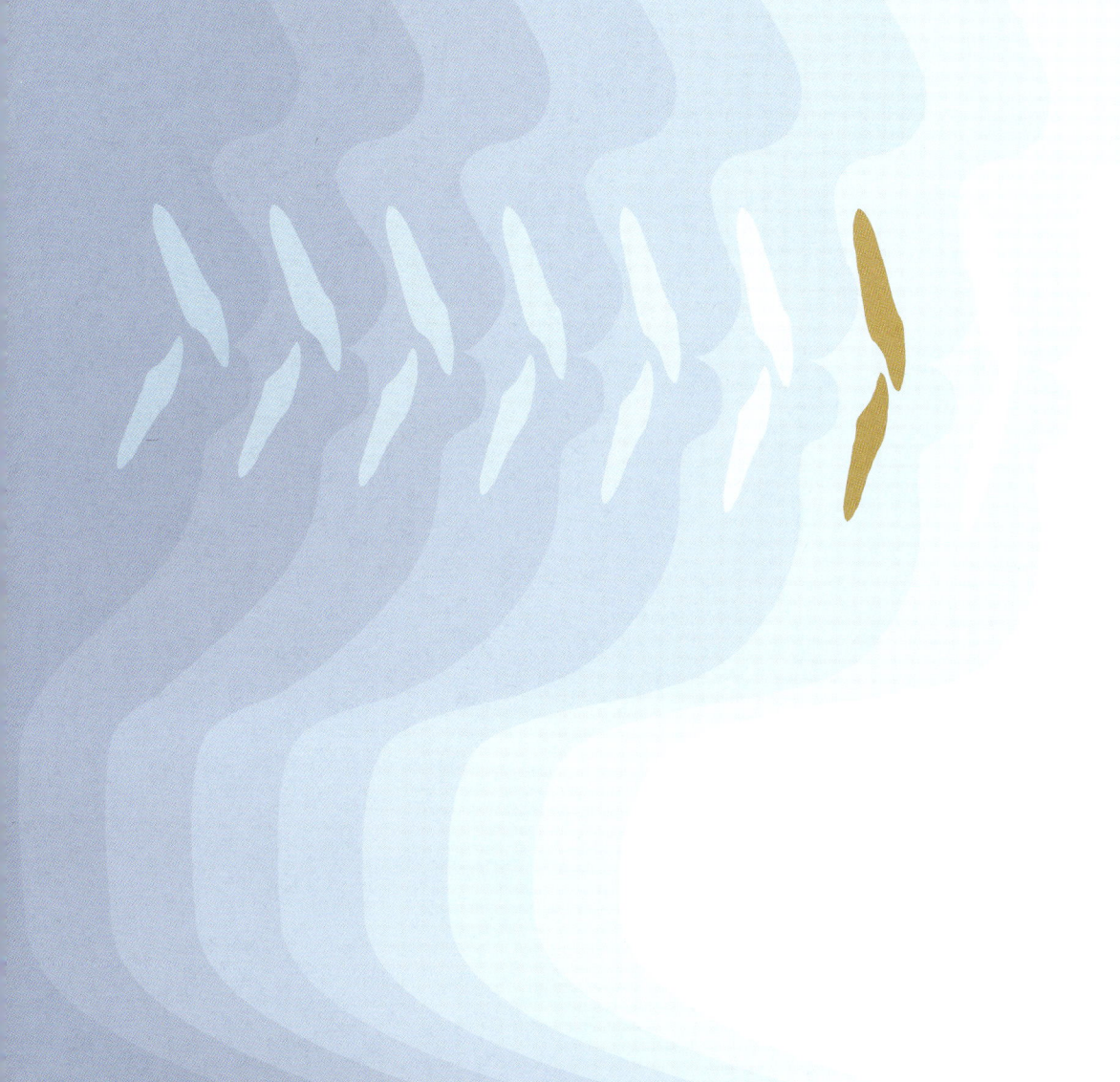

第 7 章

第7章 臨床例

Ⅰ. Bimaxillary Protrusion ——— 4 cases
Ⅱ. Maxillary Protrusion ——— 4 cases
Ⅲ. Open Bite ——— 1 case
Ⅳ. Surgical Cases ——— 3 cases
Ⅴ. Minor Tooth Movement ——— 4 cases

Ⅰ. Bimaxillary Protrusion

case 1

歯が出ていることを主訴に来院した22歳の女性である．口腔内および顔貌写真より，歯および口唇の突出感が強く，典型的なBimax.の症例である．Angle's Class Ⅰ，Skeletal Class Ⅱで，右下および左上第二小臼歯が失活歯であった．本来ならば第一小臼歯の抜歯症例であるが，本症例では上下左右第二小臼歯を抜歯した．

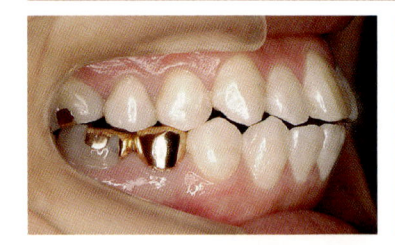

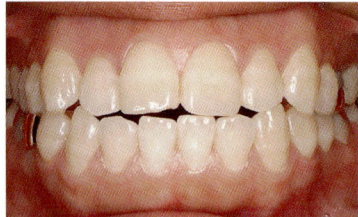

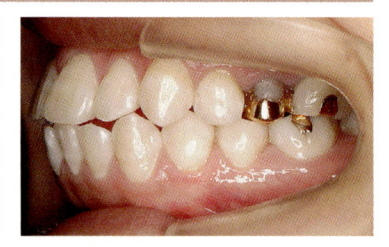

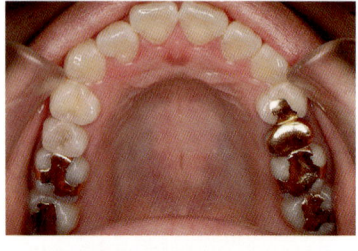

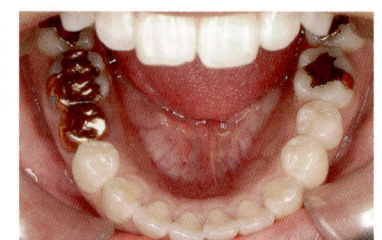

術前

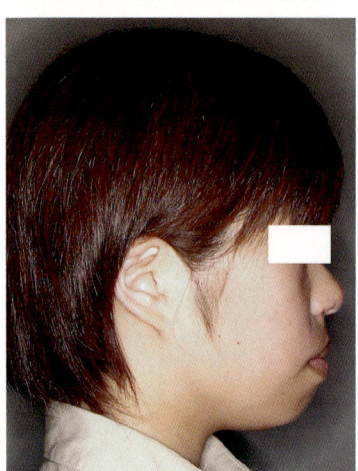

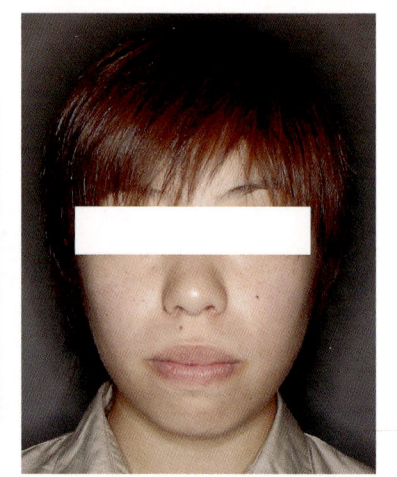

I．Bimaxillary Protrusion — case 1

== 術　前

—Before
—Forecast

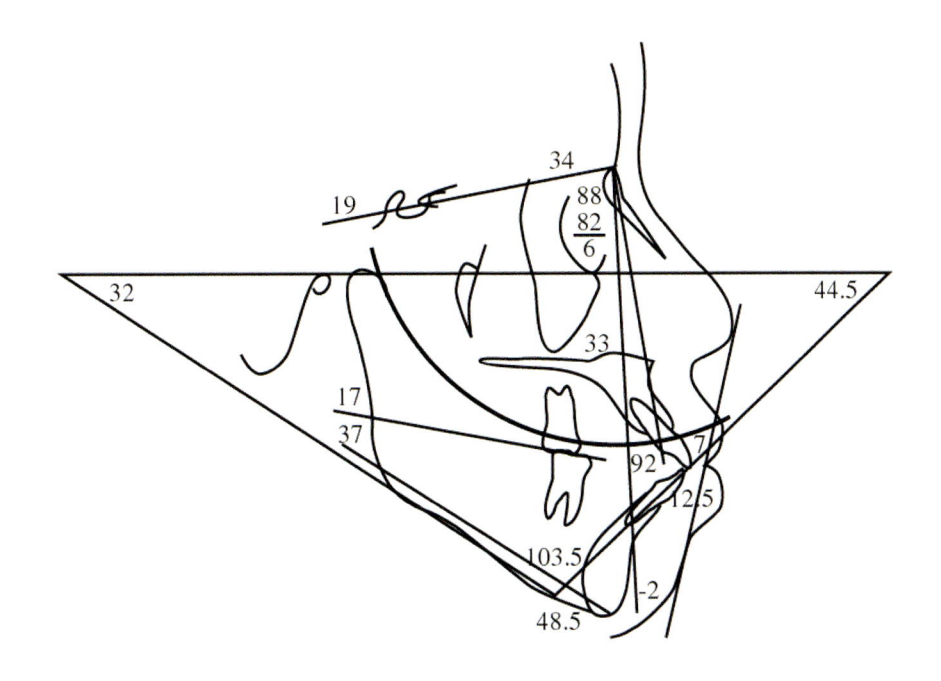

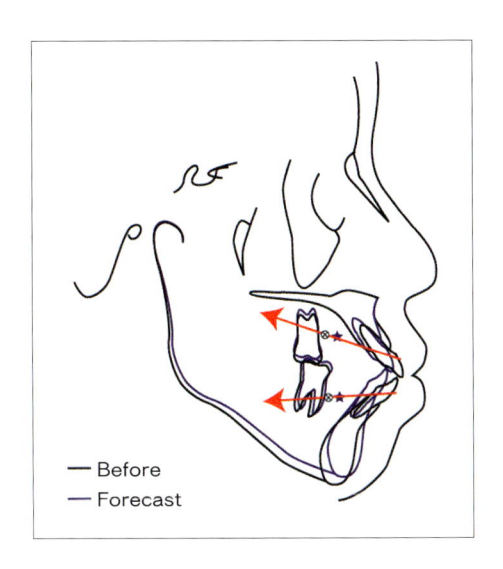

　術前のセファログラム分析より，咬合平面がOCLineより下方に位置し，下顎が後方に回転してANBがやや大きい傾向がみられたため，前歯部を最大限に後方移動すると同時に上下歯列を圧下する目的でISAを上下左右第一大臼歯近心歯槽部に埋入した．矯正力の牽引ベクトルは歯列の圧下を期待し，上顎は後上方へ，下顎は後下方となるように設定し，牽引ベクトルが抵抗中心の近傍を通るように配慮した．左図は術前に行ったシミュレーションの結果である．適正なミニインプラント埋入部位と牽引方向の設定により，上下歯列が圧下し，下顎のカウンタークロックワイズローテーションにより，ANBの改善を期待できる．

第7章 臨床例

治療中

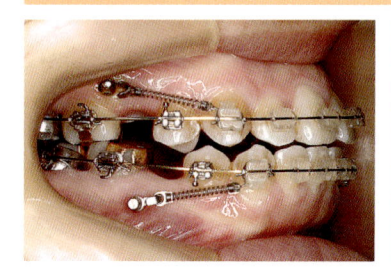

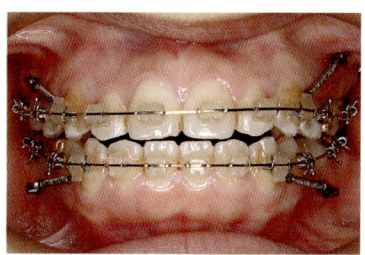

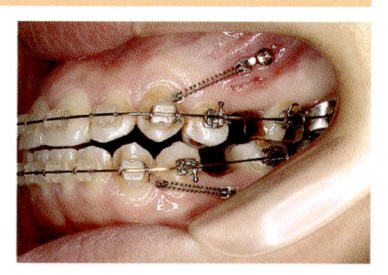

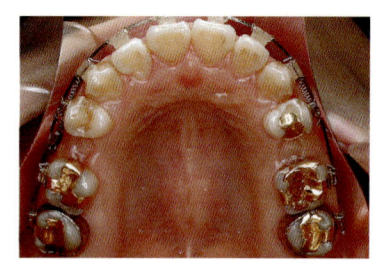

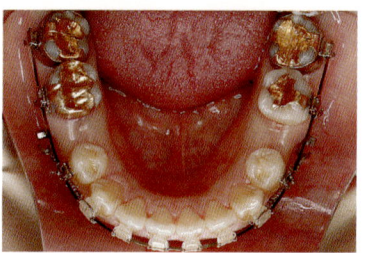

　このような第二小臼歯抜歯症例では，第一大臼歯の直ぐ前にISAを埋入することにより，スペースクローズを完了するところまで利用することができる．また，歯槽部のやや深い部位に埋入した場合，可動粘膜に入ることがあり，炎症が起こりやすくなるので，この場合はコンクール®などの洗口剤の利用や，ブラッシング指導を徹底するなどして口腔衛生管理を十分に行う．

Ⅰ．Bimaxillary Protrusion — case 1

治療後

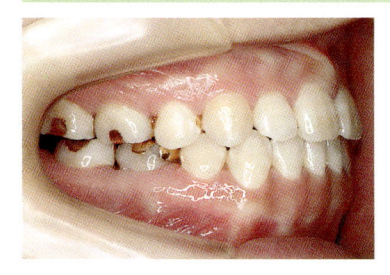

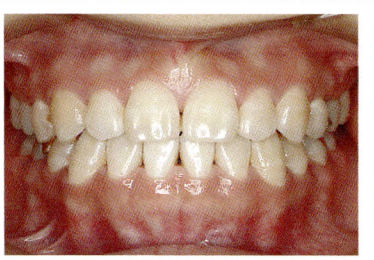

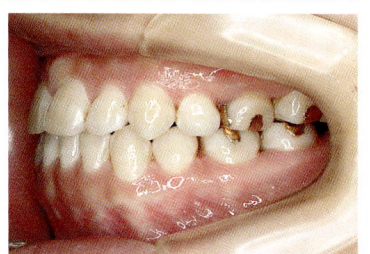

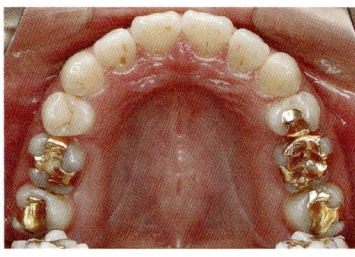

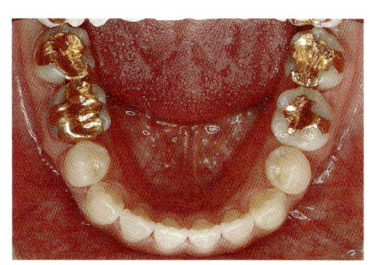

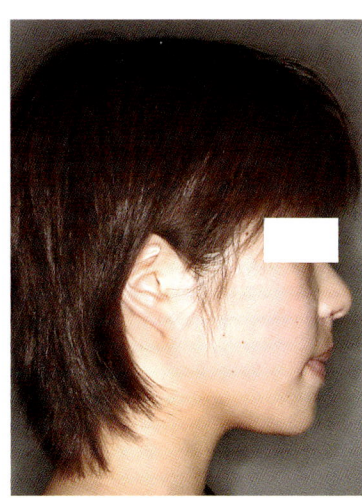

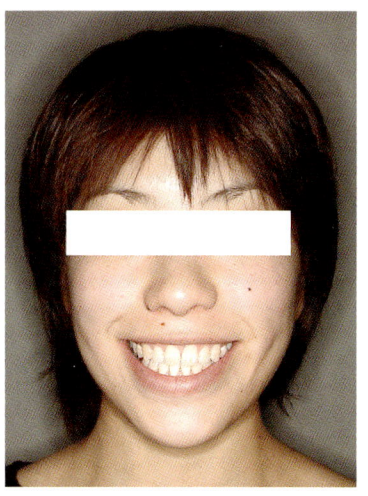

治療後の口腔内および顔貌である．治療期間は20ヵ月

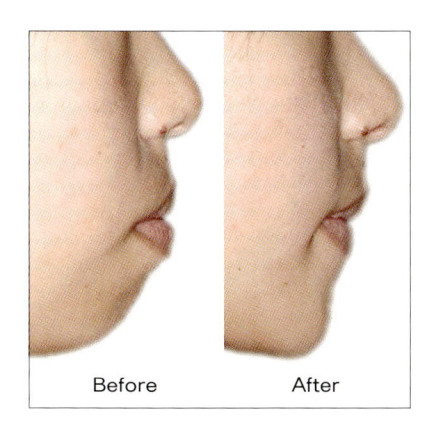

Before　　　After

　顔貌は著しく変化した．本症例のように術前に顔面筋の適度な緊張がなく，弛緩しているような時は，硬組織が十分に変化したとしても，軟組織の改善が不十分となることが多い．こういった症例では，第8章(Q71, p.145)にて述べるAPNF療法が極めて効果的である．本症例もDetailingの期間および装置撤去後にAPNF療法を適応した．左図は矯正治療前(Before)と矯正治療後APNF療法を施行した後(After)の側貌写真である．

第 7 章 臨床例

治療後

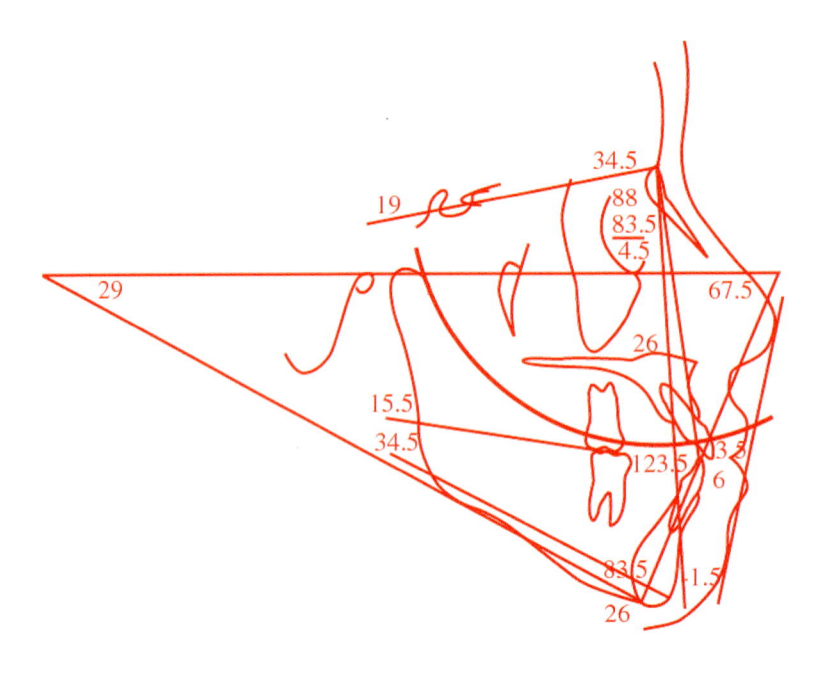

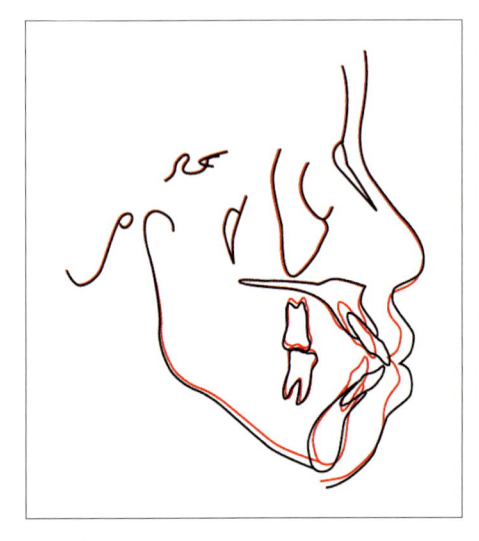

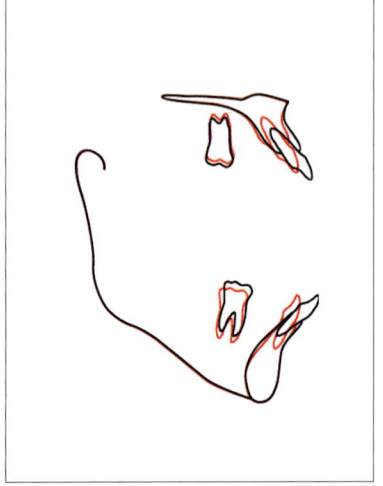

術前後のトレースより，上下歯列が圧下し，下顎がカウンタークロックワイズ・ローテーションした結果，ANB が 6°から 4.5°に改善した．FMA の変化は 32°から 29°へ 3°減少した．

I. Bimaxillary Protrusion — case 2

case 2

笑ったときに歯茎が出ること，および歯が出ていることを主訴に来院した25歳の女性である．臼歯関係および骨格系ともにI級の症例である．プロファイルより非抜歯も考えられるが，上下前歯歯軸および主訴より，上下左右第一小臼歯を抜歯し，ISAを利用して前歯の後退を行うこととした．

術　前

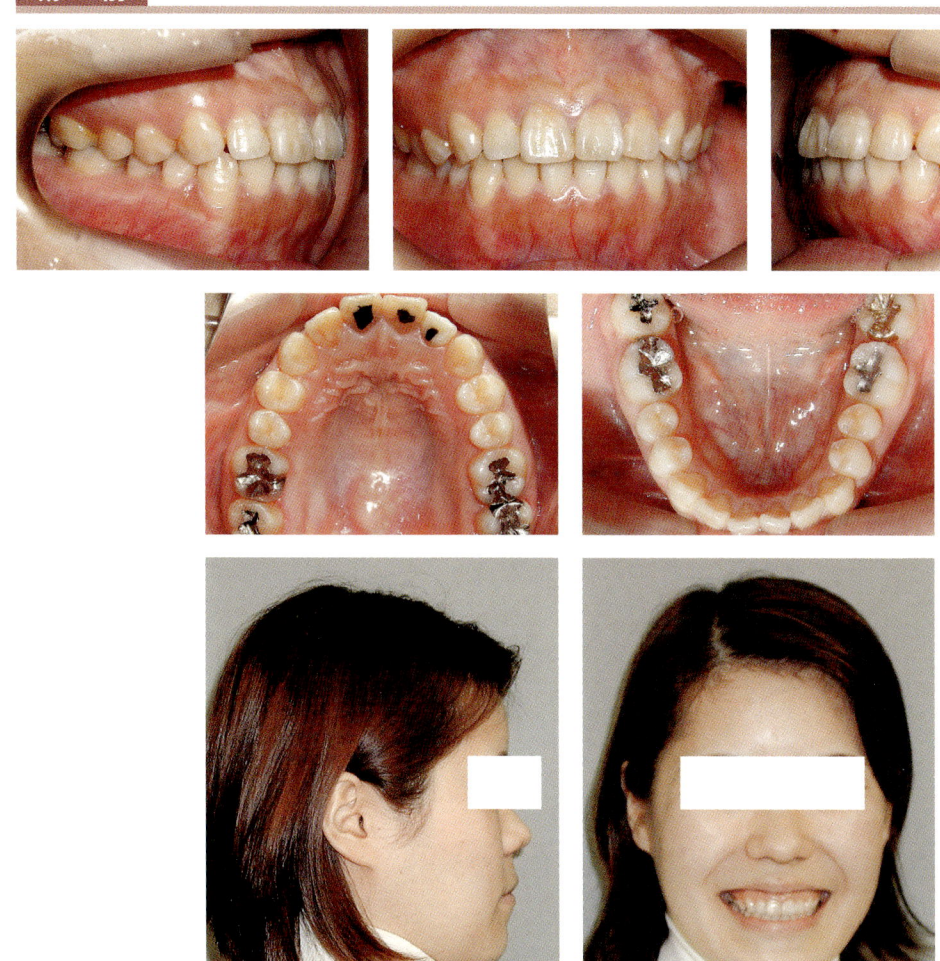

側貌は良好だが，笑ったときに上顎歯肉が露出し，いわゆるガミースマイルの状態を呈している．

第 7 章　臨床例

術　前

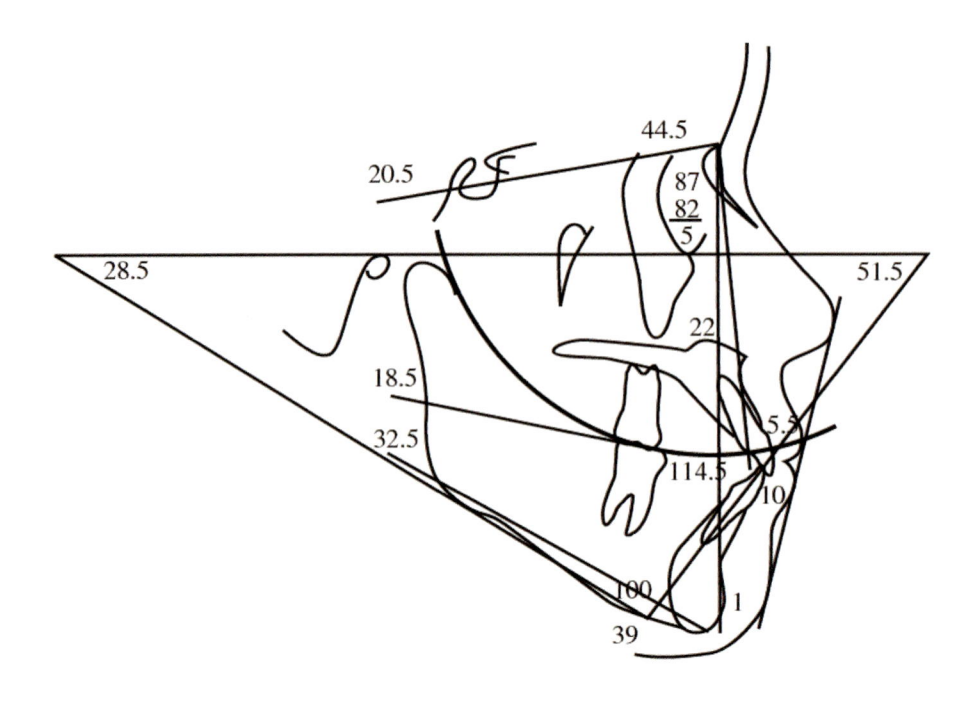

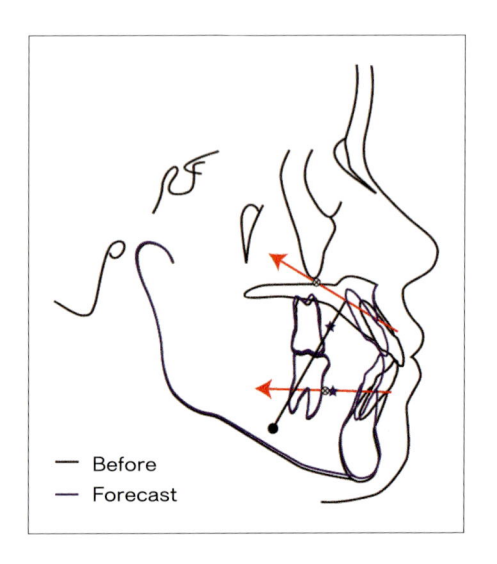

OCLine より大臼歯の垂直的位置を維持し，主に上顎前歯を圧下すべきであることが確認された．したがって，上顎については Keyridge 部に ISA を埋入して前歯部にフックを付けて後上方に牽引し，主に圧下力が前歯に加わるようにした．下顎は垂直的に変化しないように水平に牽引した．

Ⅰ．Bimaxillary Protrusion — case 2

治療中

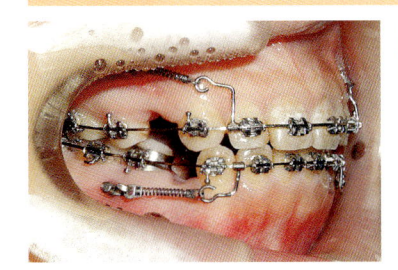

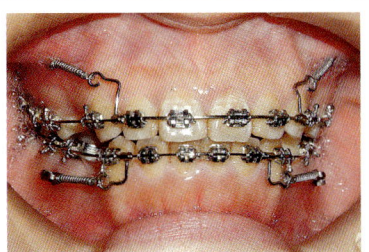

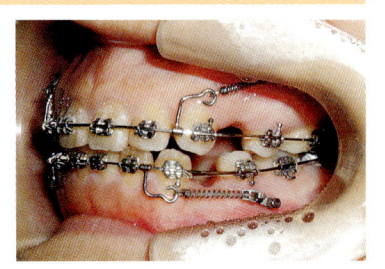

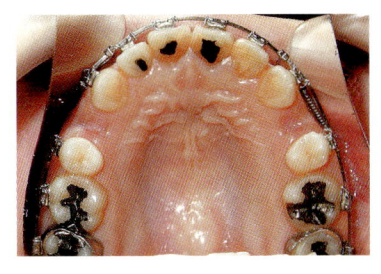

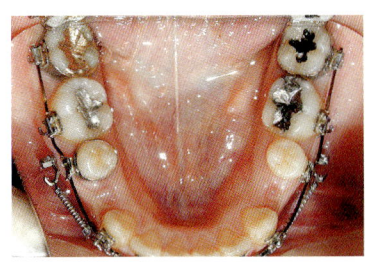

　スライディングメカニクスにて前歯の後退を行う際には，ISAからの牽引力に加えて，7－7にチェーンエラスティックを掛けるとよい．また，後に第8章(Q28, p.137)にて述べるが，NiTiコイルによる牽引は前歯歯根の吸収を招きやすいので注意を要する．

第 7 章　臨床例

治療後

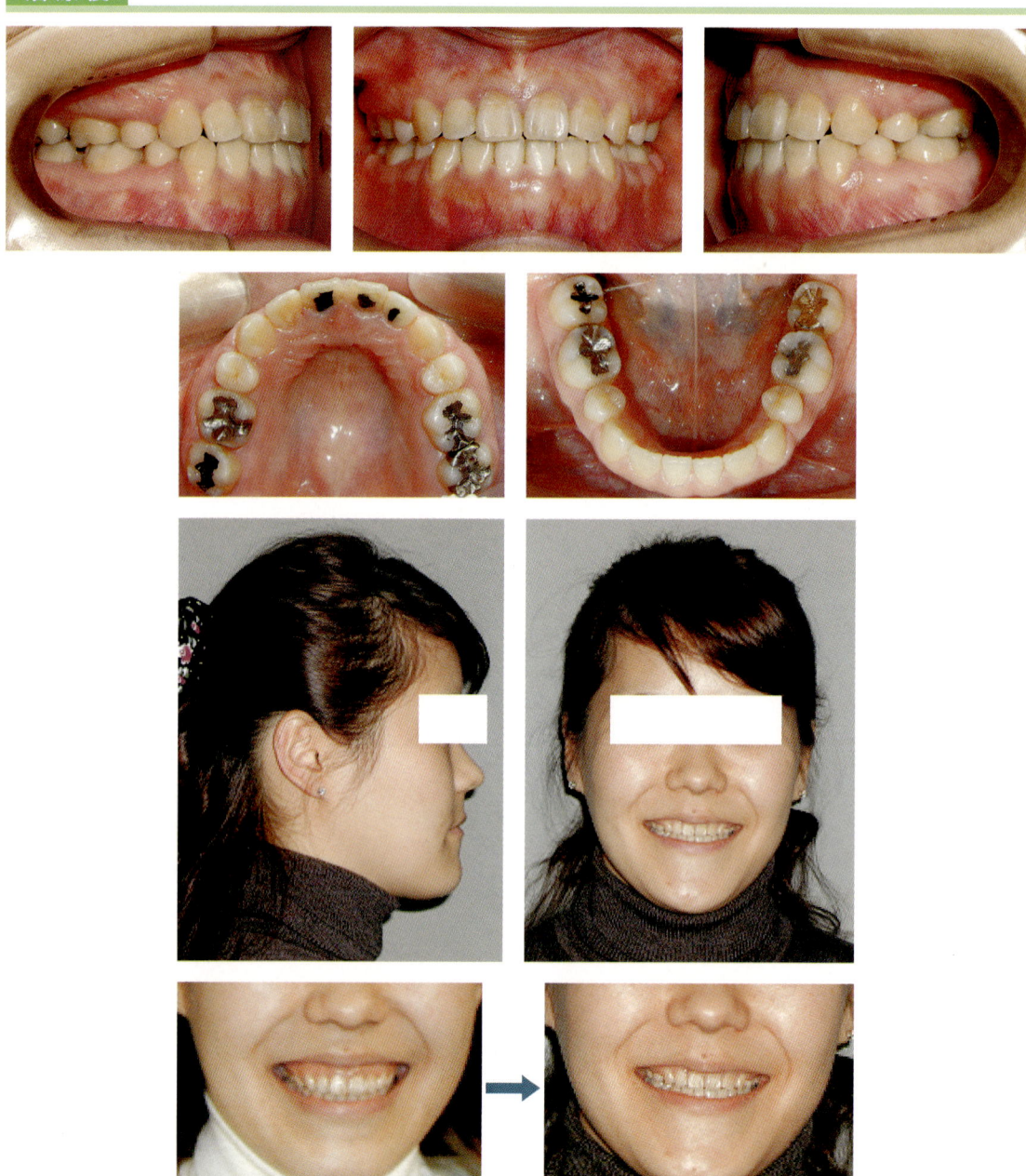

　装置撤去時の口腔内である．前歯が十分にコントロールされ，良好な咬合がえられた．治療期間は18ヵ月であった．
　もはやガミーフェイスのイメージはなく，美しいスマイルラインがえられている．

Ⅰ．Bimaxillary Protrusion — case 2

治療後

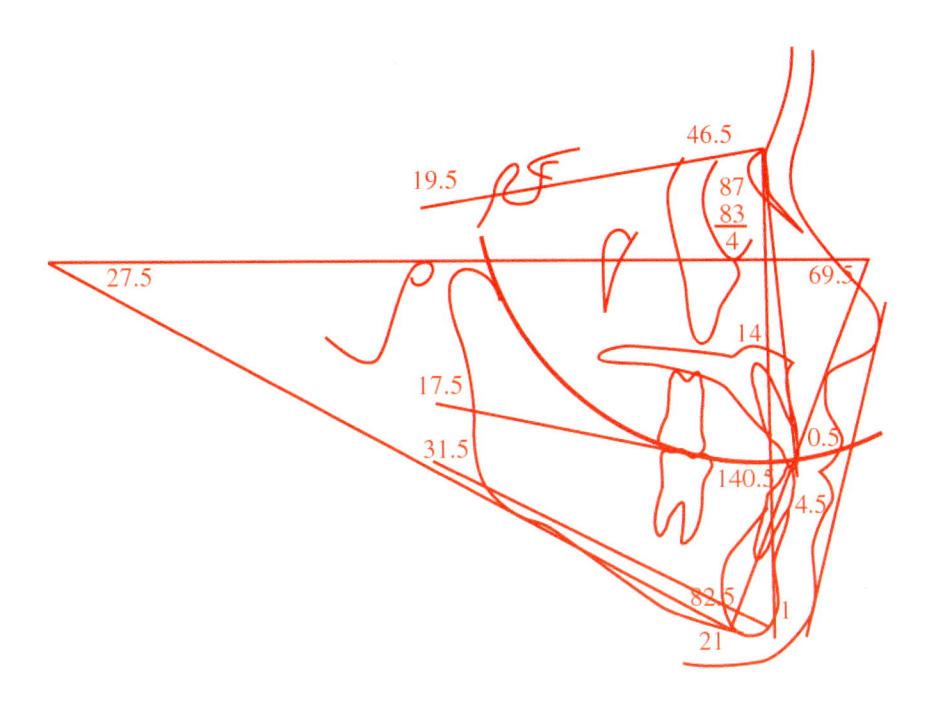

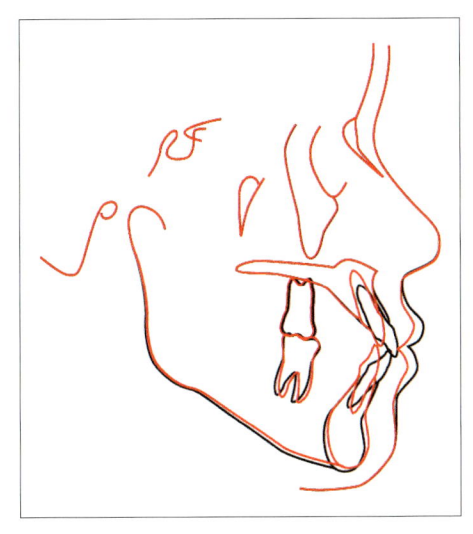

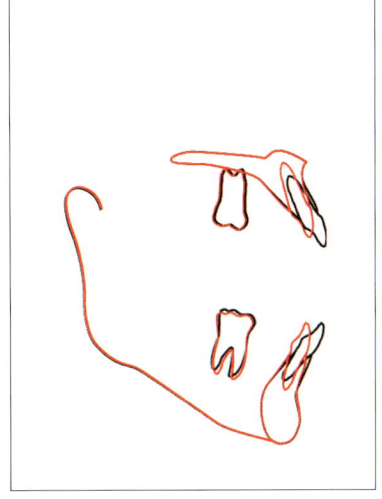

シミュレーション通りの結果がえられ，上顎前歯の圧下により
ガミーが改善した．大臼歯の圧下量は抑えられ，FMA はほぼ維
持されている．

第7章 臨床例

case 3

歯と口元が出ていることを主訴に来院した32歳の女性である．右側 Angle's Class Ⅰ，左側 Angle's Class Ⅲ，Skeletal Class Ⅰで左下第二小臼歯に舌側転位がみられる．また，エックス線写真より，左上第二小臼歯を原因歯とする上顎洞粘膜の肥厚がみられたため，本来第一小臼歯抜歯症例だが，左側については上下第二小臼歯を抜歯した．

顔貌は convex type で，オトガイに緊張がみられる．

術　前

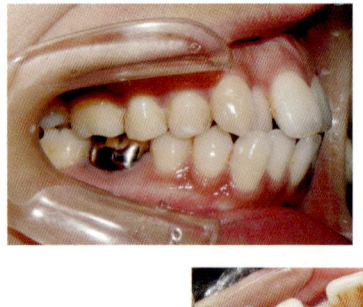

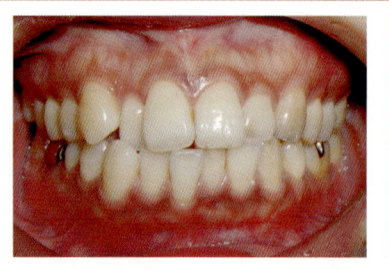

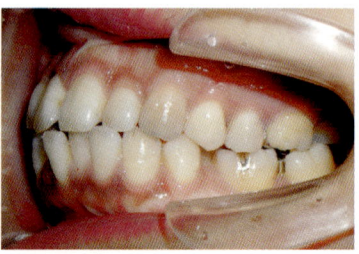

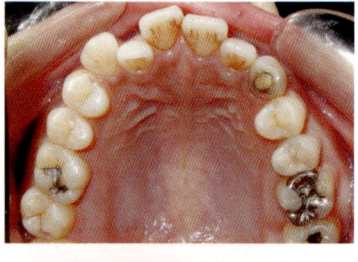

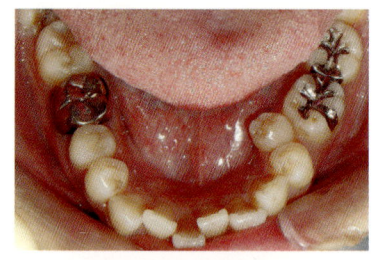

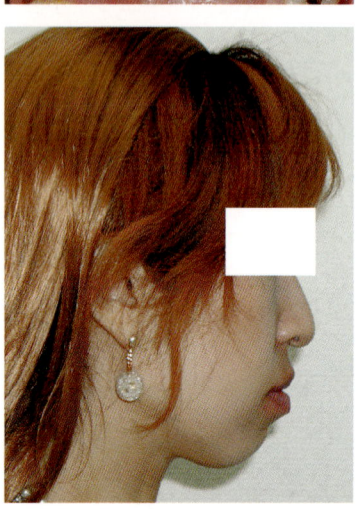

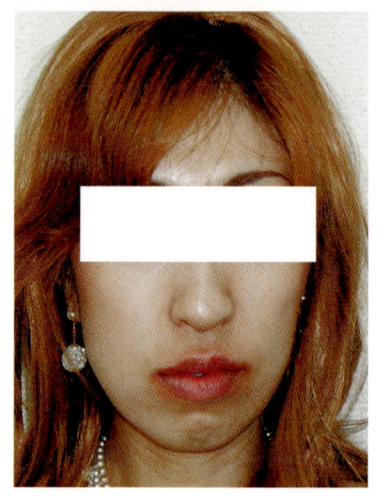

Ⅰ．Bimaxillary Protrusion — case 3

━━━━━━━━━━━━━━━━━━━━━━━━ 術　前

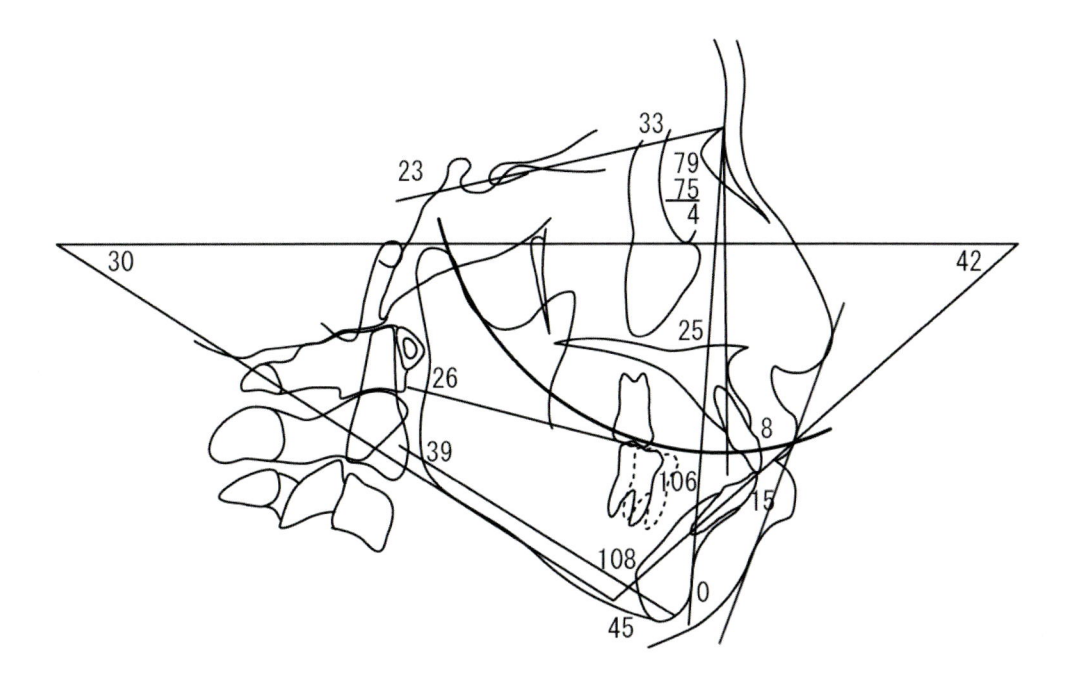

　本症例の場合，ANBが4°で骨格的にはほぼⅠ級であるので，顕著な下顎のカウンタークロックワイズローテーションは期待せず，ISAを歯槽部に埋入して前歯が水平に後方移動するように牽引ベクトルを設定した．上顎前歯のコントロールは，ワイヤーの調整によって行った．

第7章　臨床例

> 治療中

　左側がAngle's Class IIIであったので，まず初めに左側の臼歯関係の改善を行った．

　レベリング終了後，左側下顎臼歯の遠心移動を行った．まず，右図のように左側下顎第二小臼歯遠心にISAを埋入し，これと犬歯を固定し，第二大臼歯を遠心に移動した．

　第一大臼歯遠心にスペースができたところで，右図のようにオープンコイルを利用して第一大臼歯の遠心移動も同時に行った．

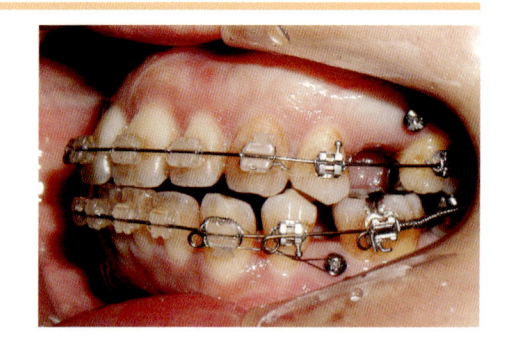

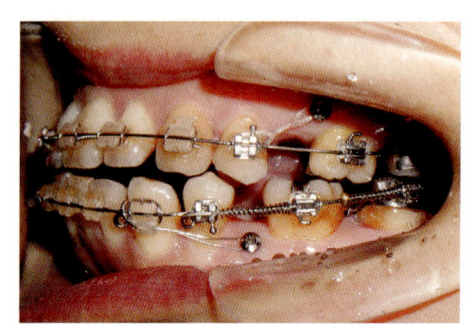

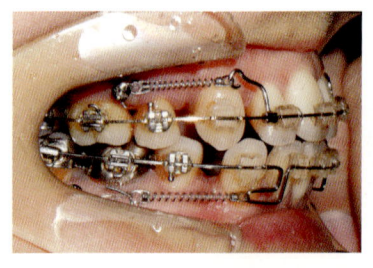

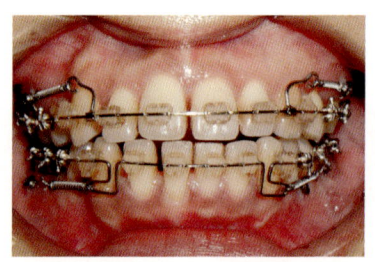

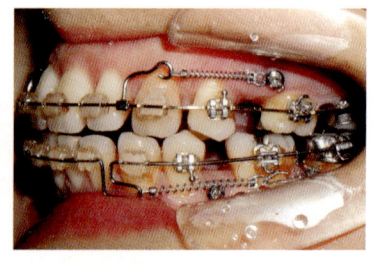

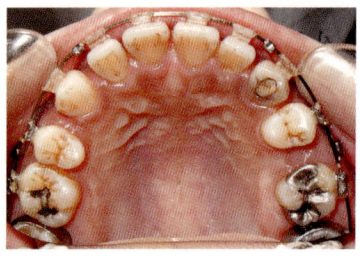

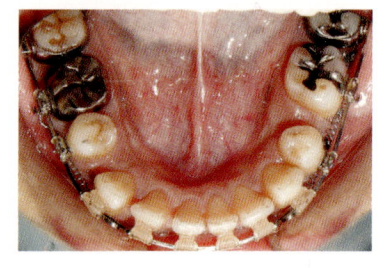

　下顎の左側臼歯部に十分なスペースができたところで，上図に示すようにスライディングメカニクスによって前歯の後方移動を行った．下顎のISA埋入部位は，左右第二大臼歯近心とし，左側の第一大臼歯近心のISAはこの後撤去した．

治療後

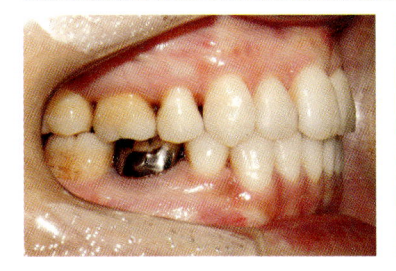

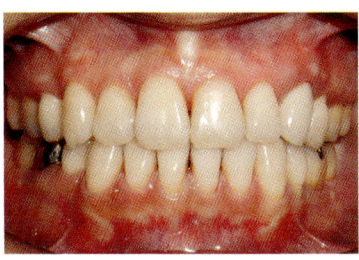

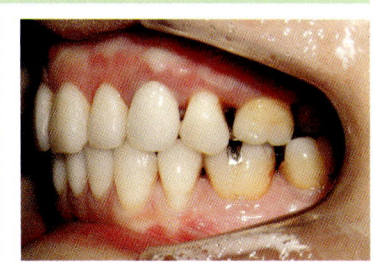

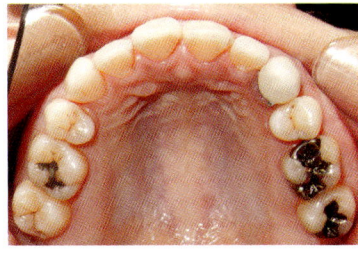

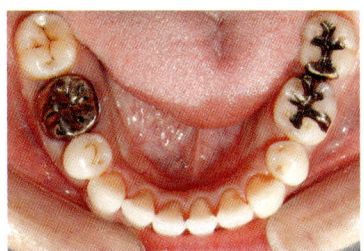

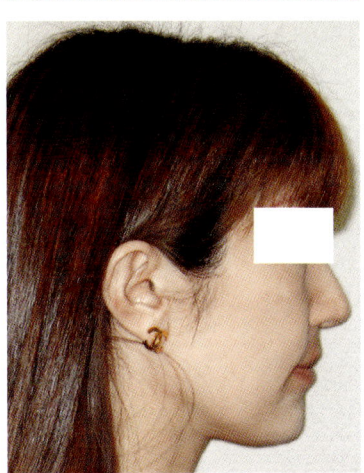

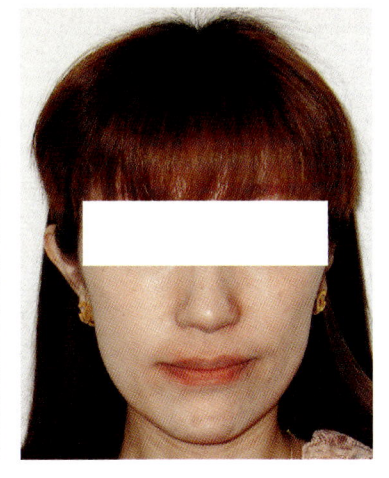

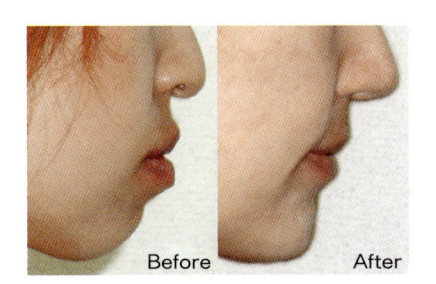

　装置撤去時の口腔内写真より，緊密で良好な咬合状態がえられている．

　術後，顔貌は著しく改善した．術後のトレースより，上顎前歯がよくコントロールされている．

治療後

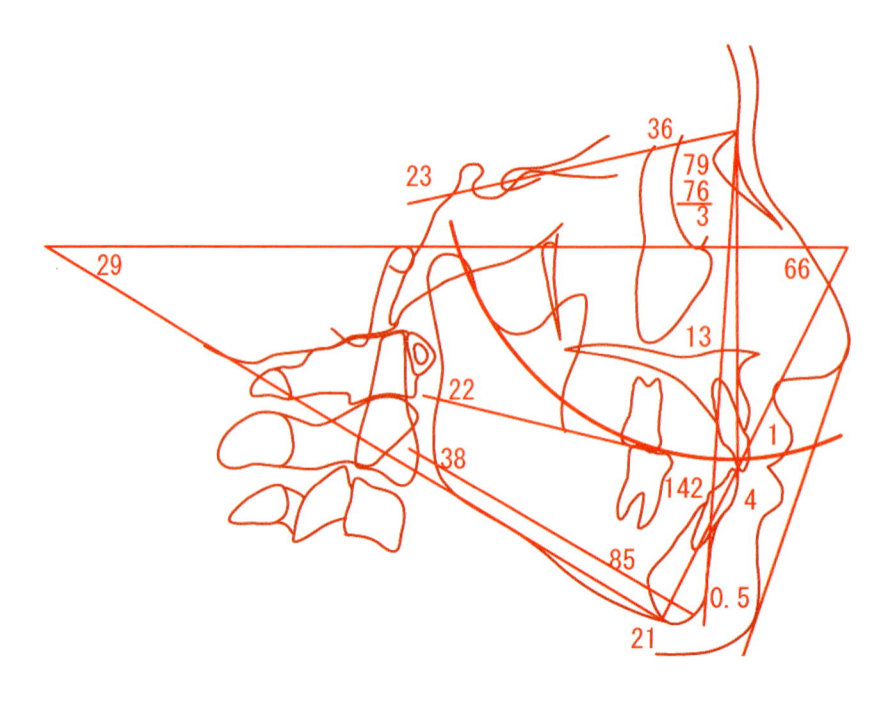

牽引ベクトルをワイヤーに平行に設定したことにより，臼歯の垂直位置は維持され，前歯は後方に移動した．

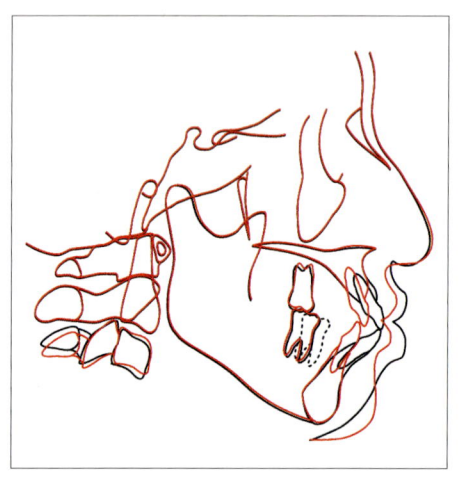

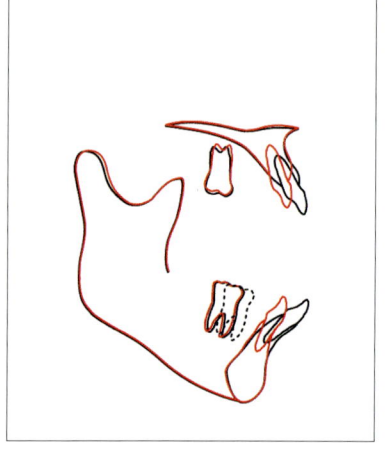

Keyridgeへのインプラントの埋入は，どうしても患者の負担が増大するが，本症例のようにガミーの徴候がなく，上顎前歯の圧下量が小さくてよい場合は，ISAを歯槽部に埋入し，ワイヤーの調整によって前歯のコントロールを行うとよい．

I. Bimaxillary Protrusion — case 4

case 4

歯が出ていることを主訴に来院した21歳の女性である．Angle's Class I，Skeletal Class IIで，前歯の突出と下顎前歯に叢生がみられる．maximum anchorage case と診断し，上下左右第一小臼歯を抜歯した．

側貌に著しい突出感があり，オトガイ部の緊張がみられる．

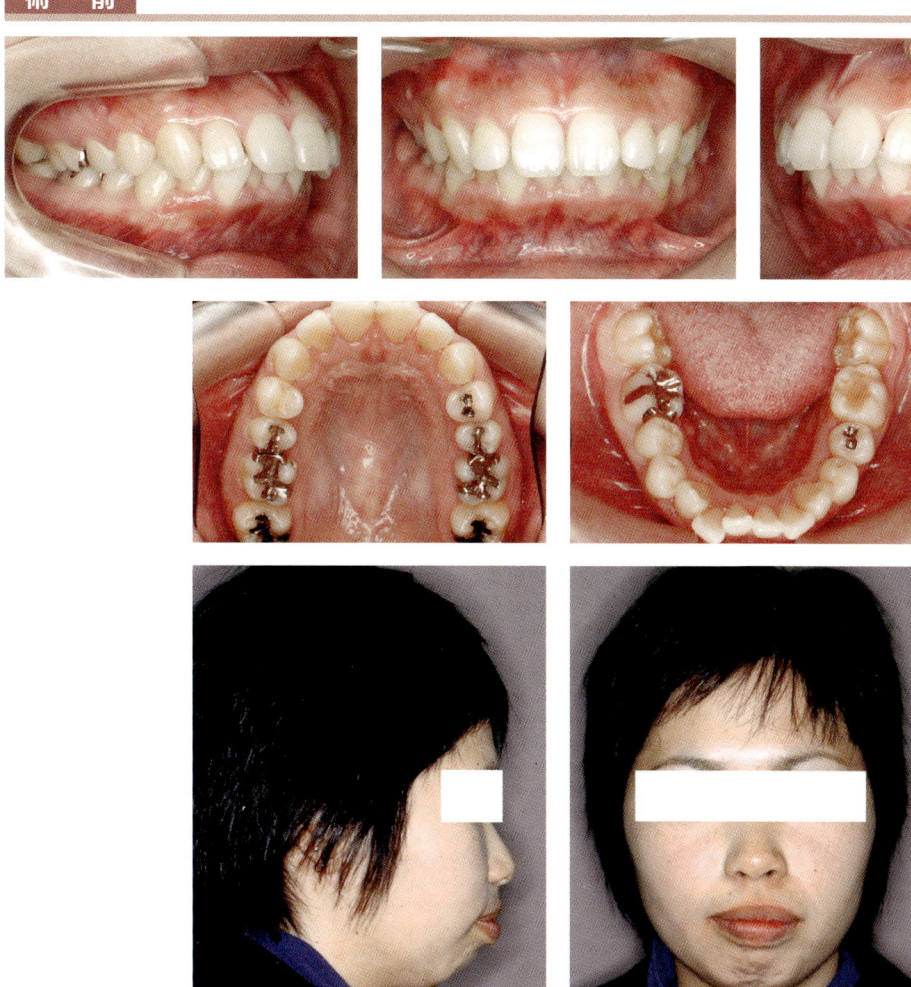

術前

術　前

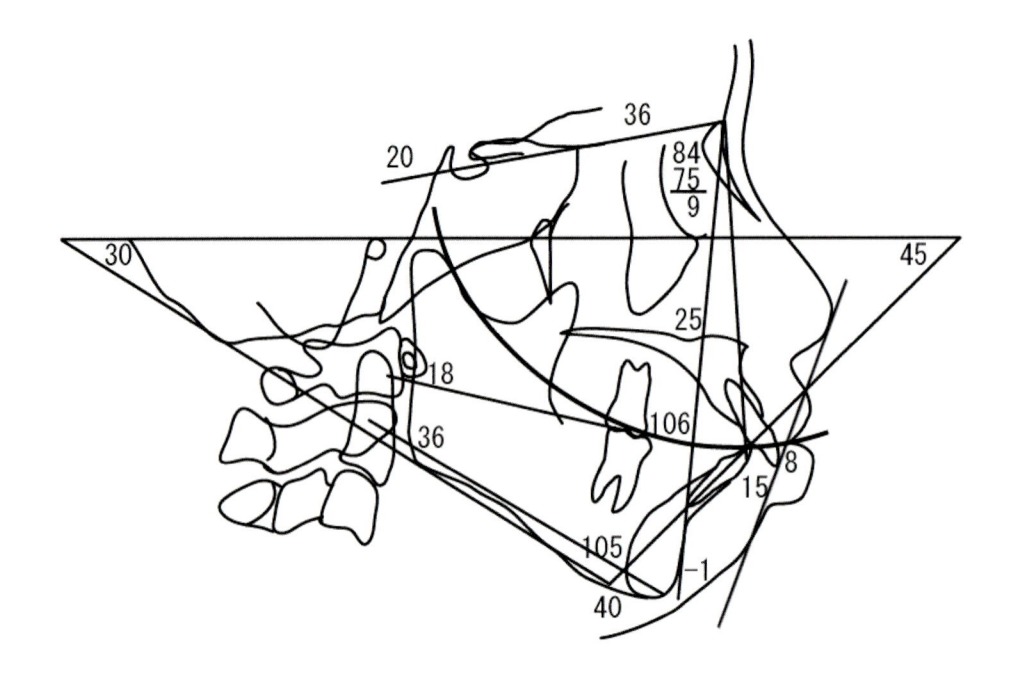

咬合平面はOCLineより下方に位置し，下顎骨がクロックワイズローテーションしており，ANBは9°と大きい値をとっている．上顎については歯槽部のやや深い部位にISAを埋入し，下顎については，水平に後方移動するため，第一大臼歯遠心の歯槽部に埋入した．

Ⅰ. Bimaxillary Protrusion — case 4

治療中

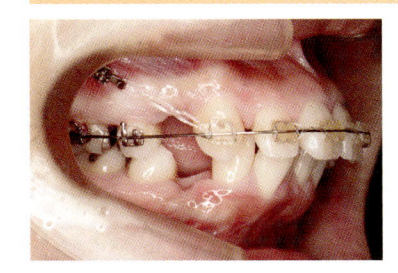

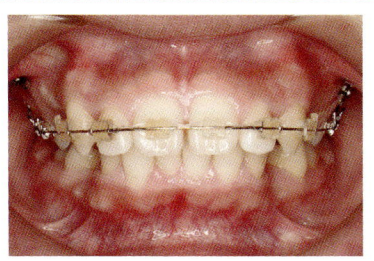

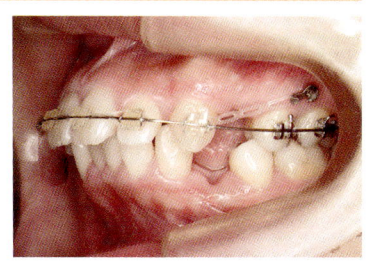

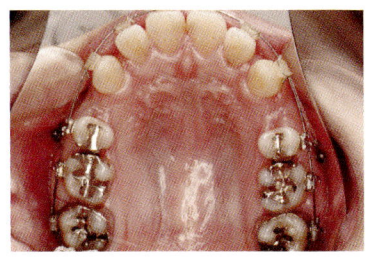

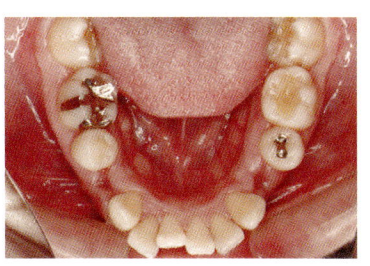

　症例によっては，犬歯がⅡ級関係にあってバイトが深いため，上顎のスペースクローズ時に，上顎犬歯が下顎犬歯のブラケットに干渉する場合がある．したがって犬歯がⅡ級の位置関係にある症例では，上顎を先行し，犬歯を遠心移動して犬歯がⅠ級関係になった時点で下顎のレベリングを開始するとよい．この間，下顎第一小臼歯は抜歯しておき，下顎前歯部の叢生が自然に解除される（ドリフトドンティクス）ことを期待した．

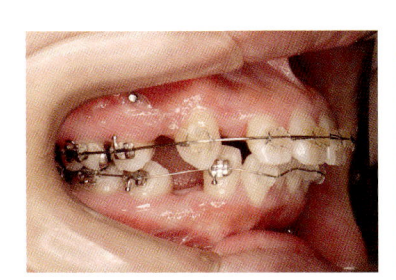

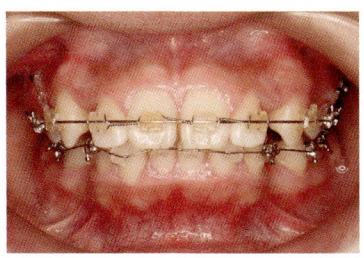

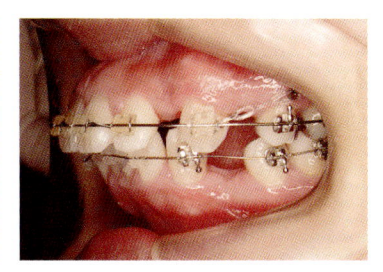

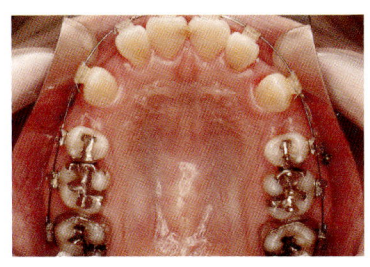

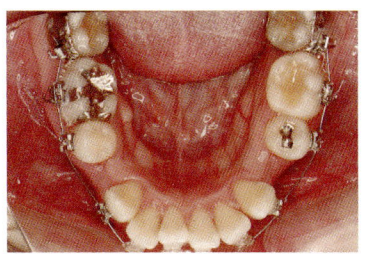

　上顎犬歯が十分に後退し，下顎にブラケットを装着できる状態となった時点で，下顎のレベリングを開始した．

75

治療中

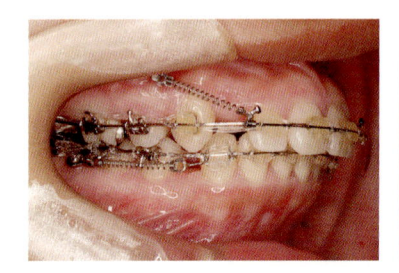

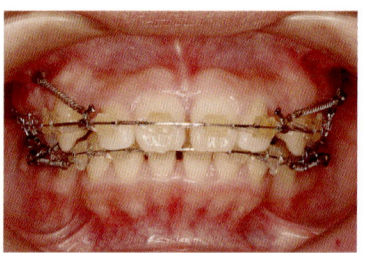

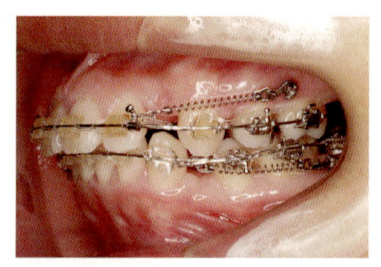

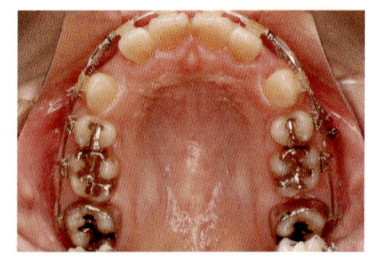

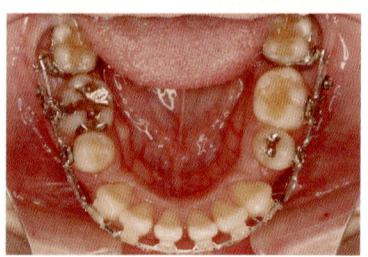

　　上下スペースクローズ中の口腔内である．上顎についてはなるべく低い位置からインプラントに向かって引き上げる力を加えることで，歯列全体を圧下するように配慮した．下顎については第一・第二大臼歯間に埋入した ISA から牽引することにより，牽引ベクトルを水平に設定した．

治療後

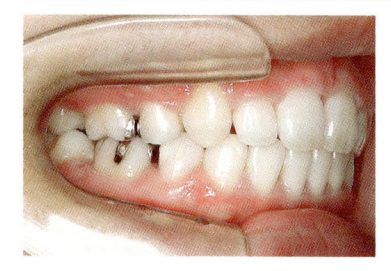

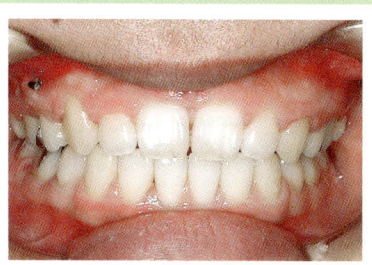

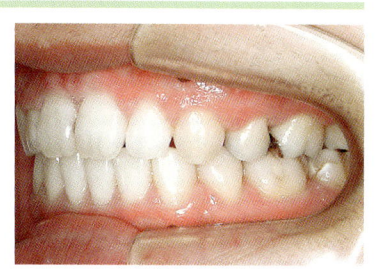

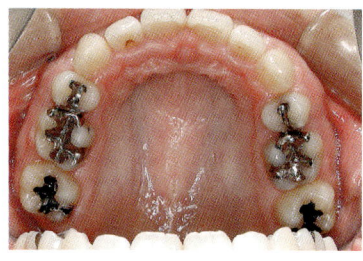

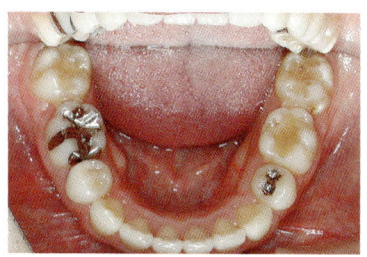

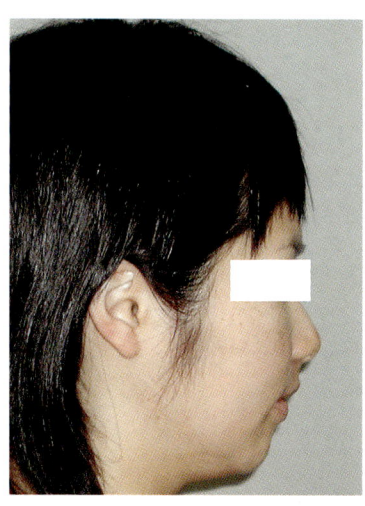

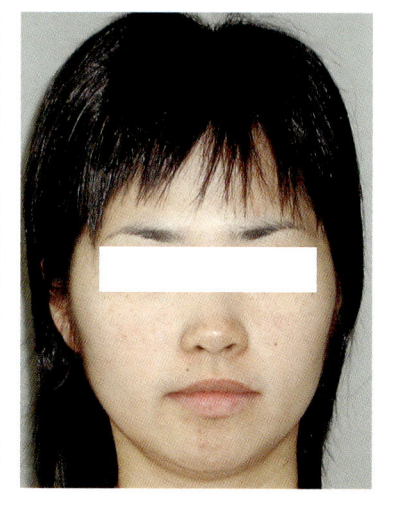

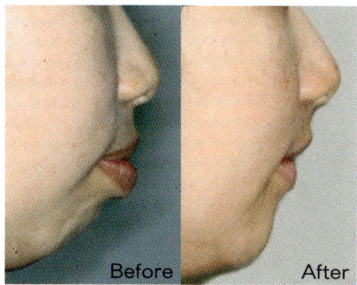

Before　After

　装置撤去時の口腔内写真および顔貌写真である．緊密な咬合がえられた．
　顔貌の変化は顕著で，オトガイ部の緊張は消失した．Detailing に入った時点から APNF 療法（第8章 Q71, p.145）を並行したことが功を奏し，硬組織の後退と相まって軟組織の機能的調和がえられた．

第 7 章 臨床例

治療後

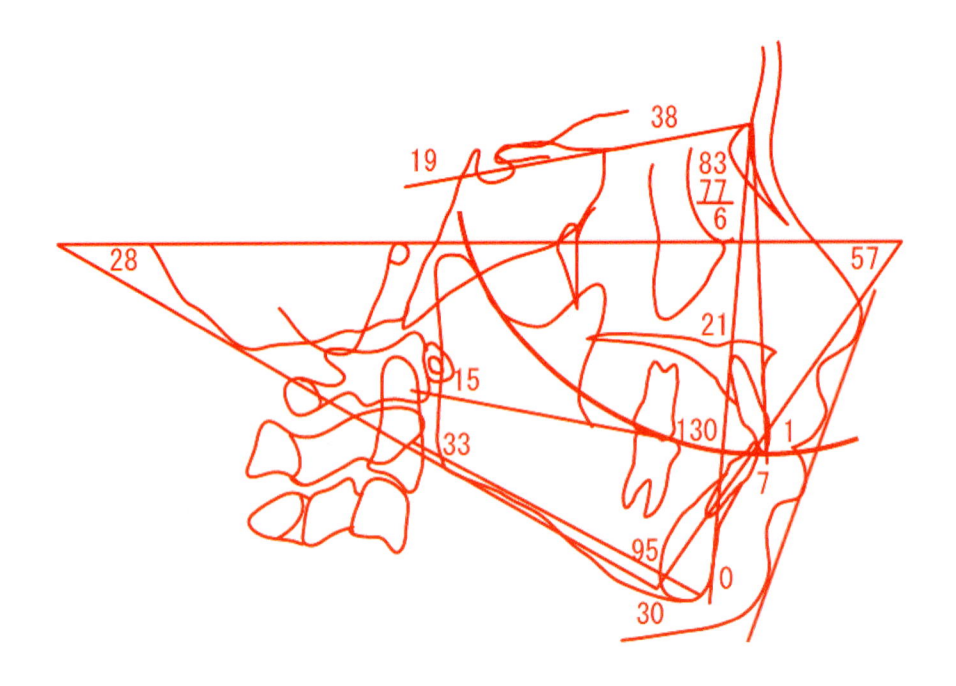

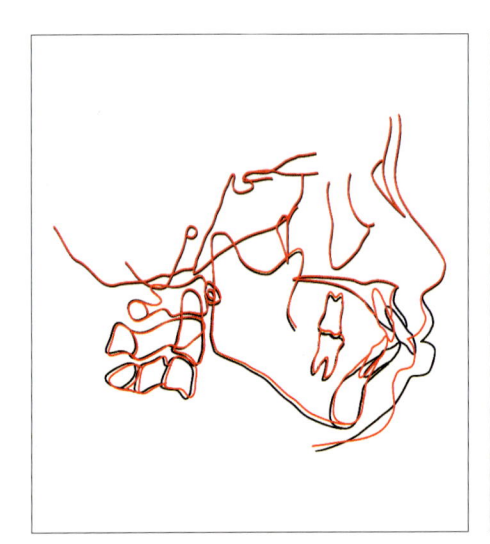

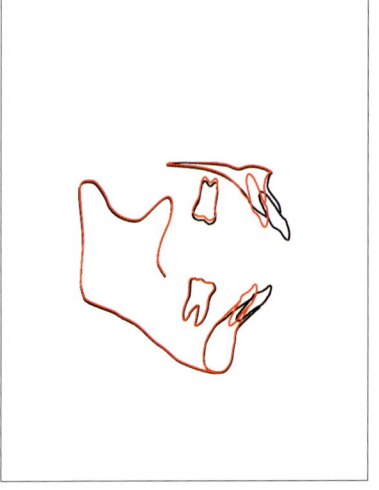

上下前歯の顕著な後退がみられる．上顎歯列は圧下し，術後の咬合平面は OCLine 上に位置した．下顎はカウンタークロックワイズローテーションして ANB は 9°から 6°へ，FMA は 30°から 28°に変化した．

II. Maxillary Protrusion

case 1

上の歯が出ていることを主訴に来院した24歳の女性である．口腔内およびセファログラムよりAngle's Class II，Skeletal Class II と診断した．また，上下前歯の唇側傾斜と下顎歯列の叢生から第一小臼歯抜歯を要するmaximum anchorage case と判断されたが，右下第二小臼歯に舌側転位がみられ，左下第一小臼歯は健全歯であったため，下顎については左右第二小臼歯を抜歯し，固定源にISAを使用した．

顔貌は著しいConvex typeでオトガイ部に緊張がみられる難症例である．

術　前

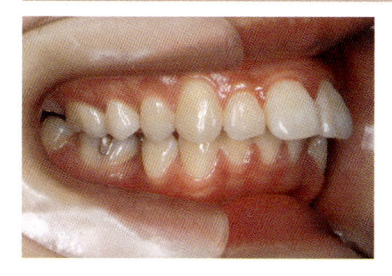

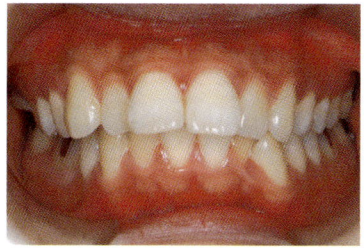

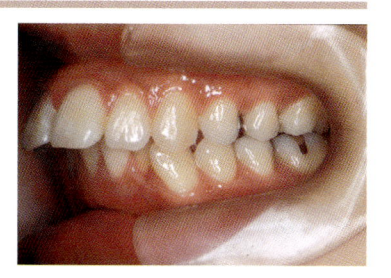

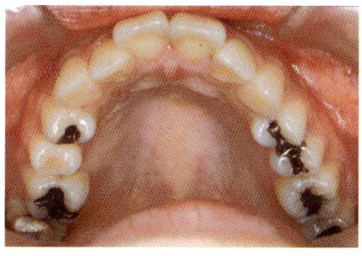

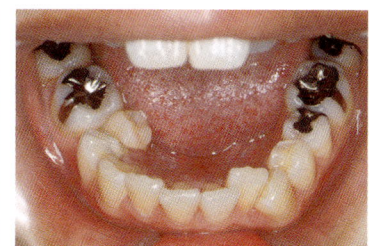

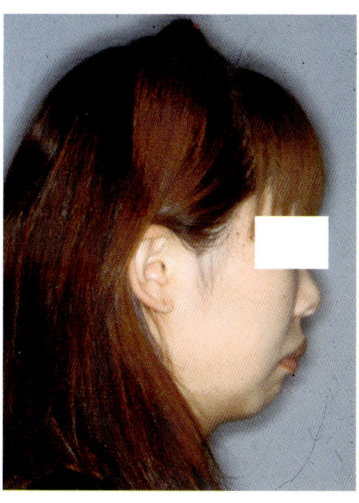

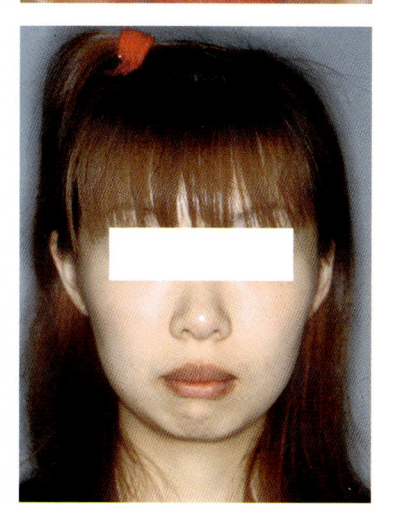

第7章 臨床例

術前

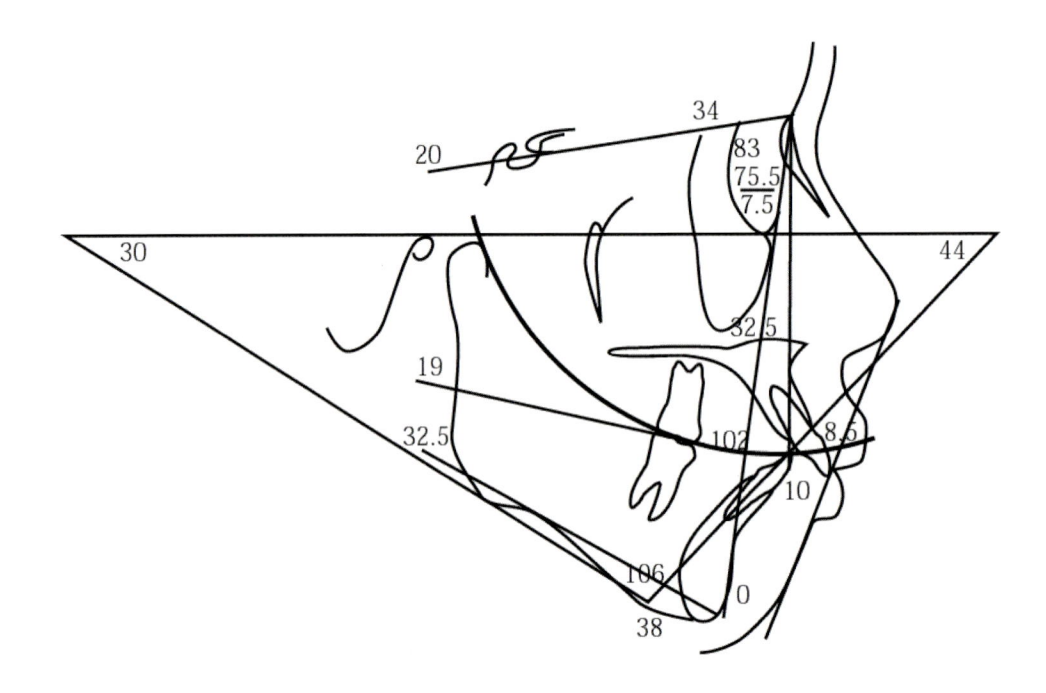

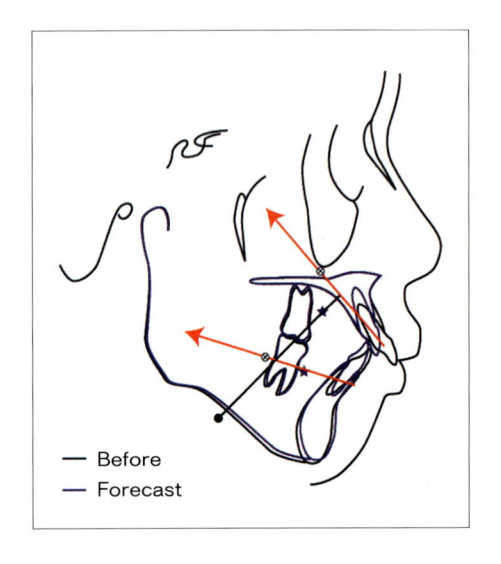

OCLineより大臼歯の垂直的位置は適正だが，上顎前歯が下方に位置しているのがわかる．よって，上顎については，左図のようにISAを頬骨歯槽稜（Keyridge部）に埋入して大臼歯の圧下を抑え，上顎前歯を積極的に圧下するように牽引ベクトルを設定した．下顎については歯槽部に埋入し，牽引ベクトルが咬合平面に平行になるように設定した．

治療中

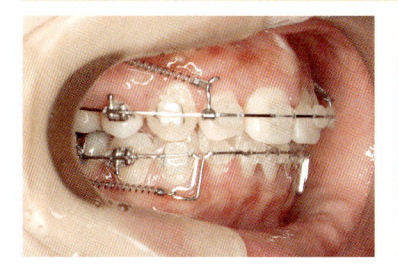

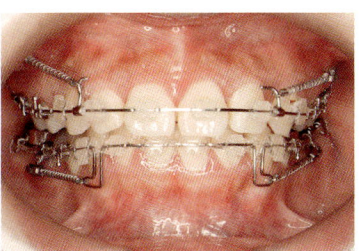

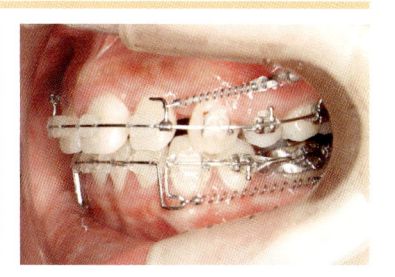

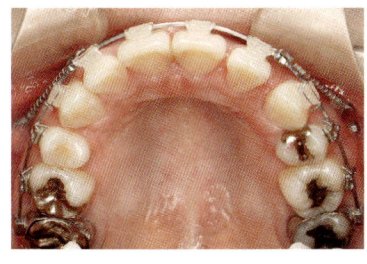

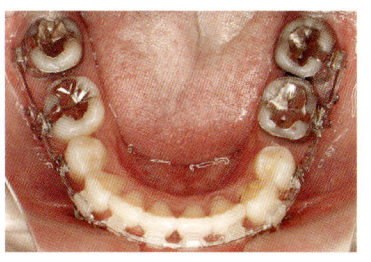

　レベリング終了後，スライディングメカニクスにて前歯の後方移動を行った．

　ISAからの牽引と同時に，7－7にチェーンエラスティックを掛けることによってスペースクローズを促進する．大臼歯の近心移動はみられず，最大の固定がえられる．著者の場合，0.022インチスロットブラケットを使用するが，このステップでは，上顎は0.019×0.025ステンレス，下顎は0.017×0.025もしくは0.019×0.025ステンレスワイヤーを使用する．0.018インチスロットを使用する場合は0.017×0.025のステンレスワイヤーを使用する．

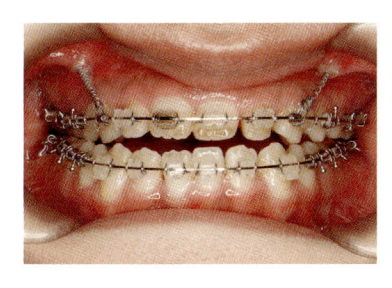

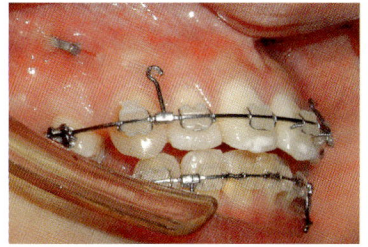

　埋入時に適切なアバットメントの調整を行わないと左上図のように炎症が起こり，患者の負担が著しく大きくなる（「第3章埋入手技－可動粘膜部への埋入－」，p.28を参照）．また右図のように埋入時の配慮が十分であっても，アバットメント周囲のブラッシグ指導や洗口剤使用を指示し，十分に口腔衛生管理を行うことで，炎症を抑えることができる．

治療後

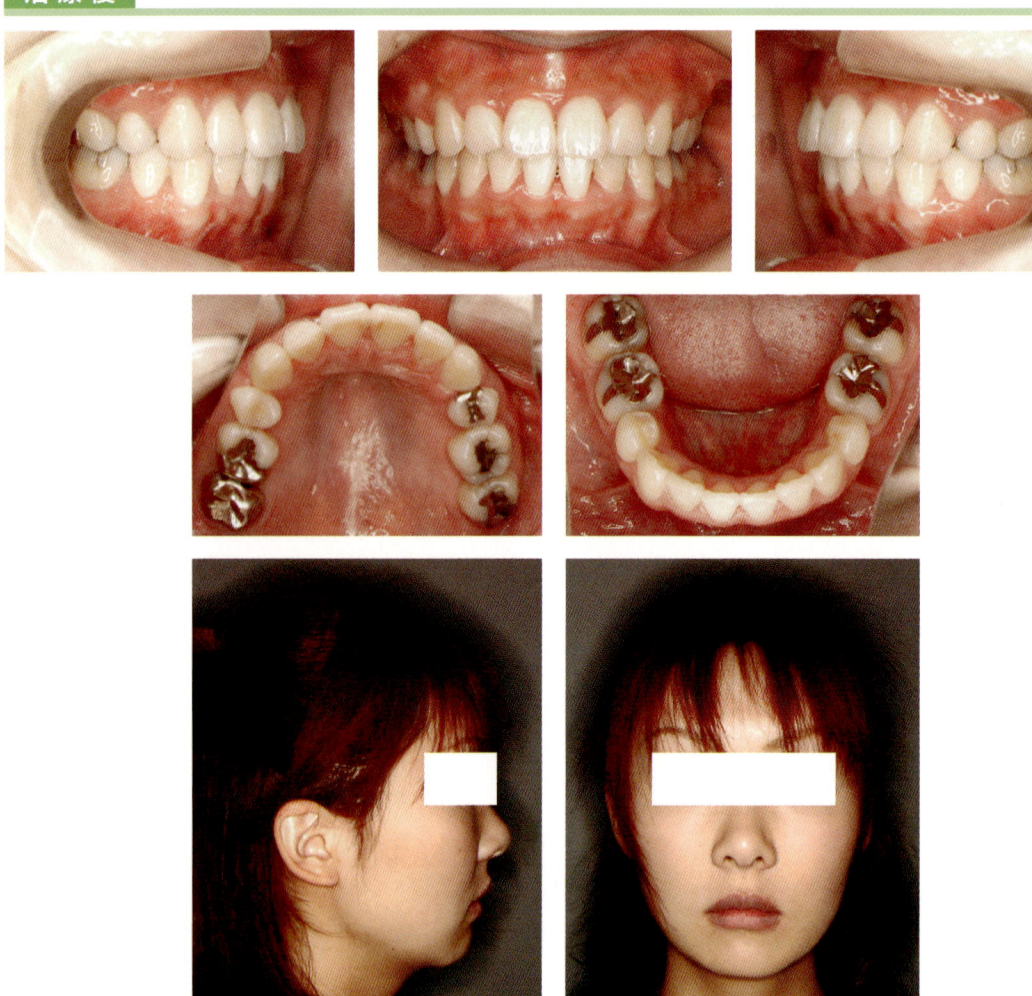

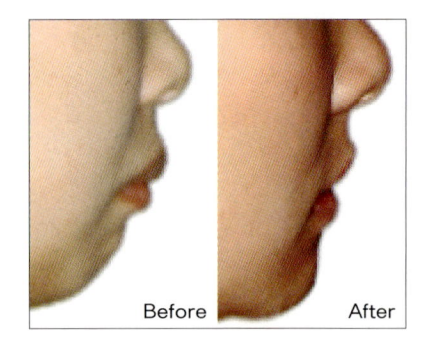

Before　　　After

術後，良好な咬合状態がえられた．治療期間は24ヵ月であった．

顔貌は著しく改善し，オトガイ部の緊張も消失した．

II．Maxillary Protrusion ― case 1

治療後

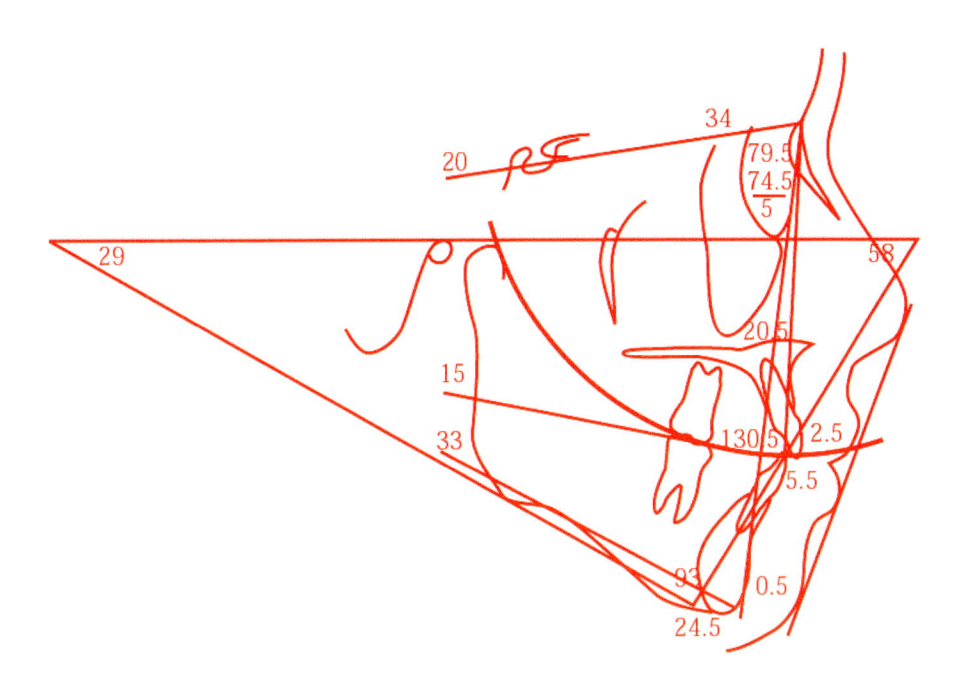

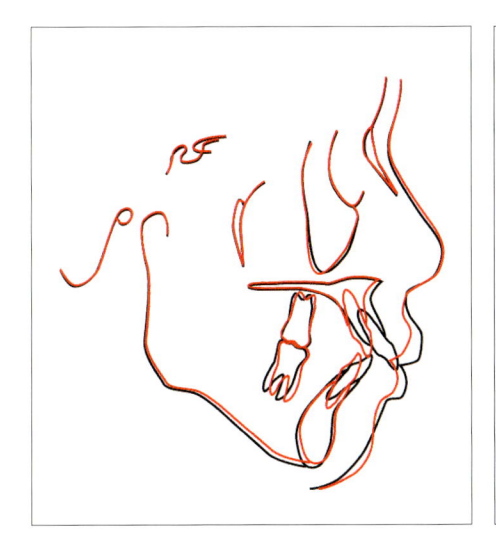

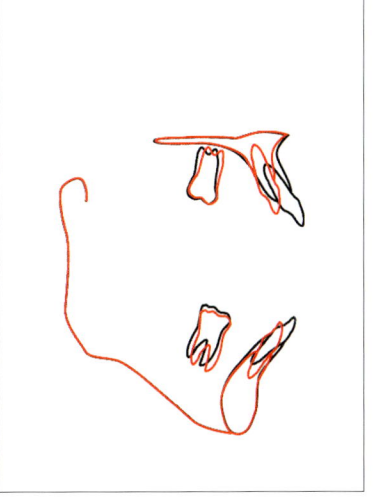

　術後のセファログラムより，ANB は7.5°から5°に改善し，垂直的にも満足できる結果がえられた．
　上顎前歯がよくコントロールされ，良好な治療結果がえられた．

83

第7章 臨床例

case 2

上の歯が出ていることを主訴に来院した19歳の女子である．Angle's Class II，Skeletal Class II不正咬合と診断した．

側貌は上唇がやや突出し，Convex type である．

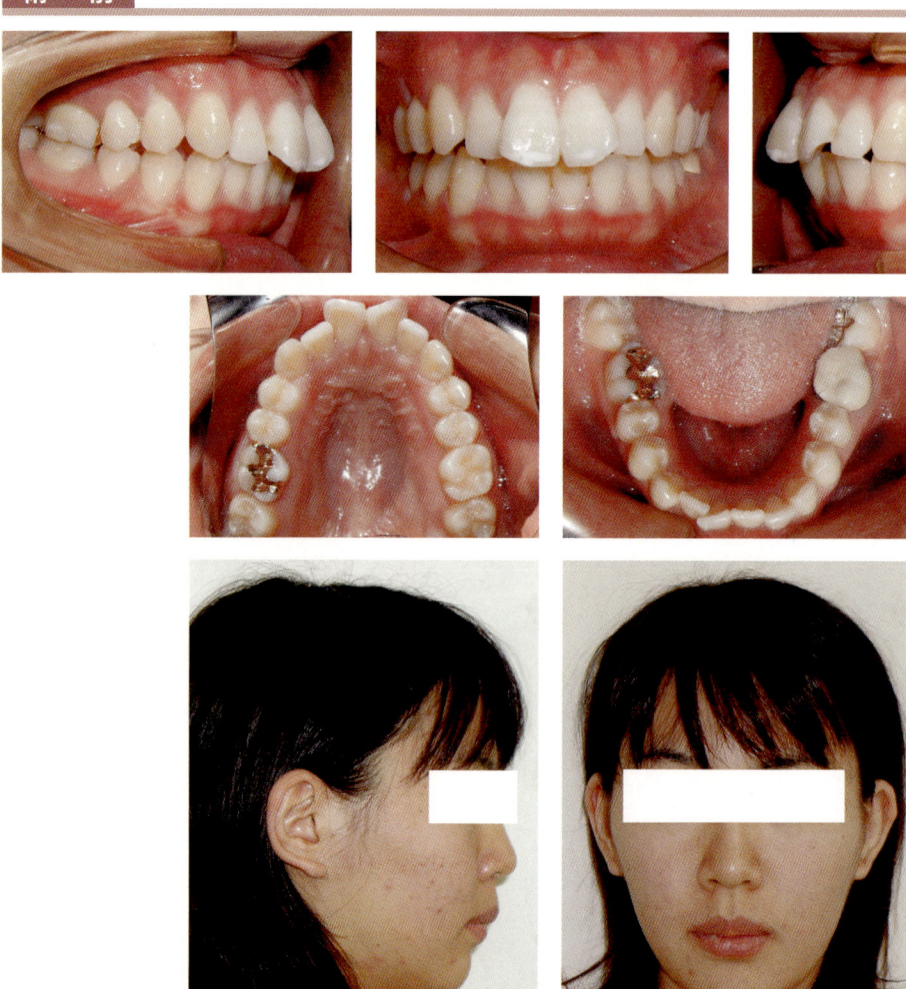

術　前

II. Maxillary Protrusion — case 2

══ 術　前

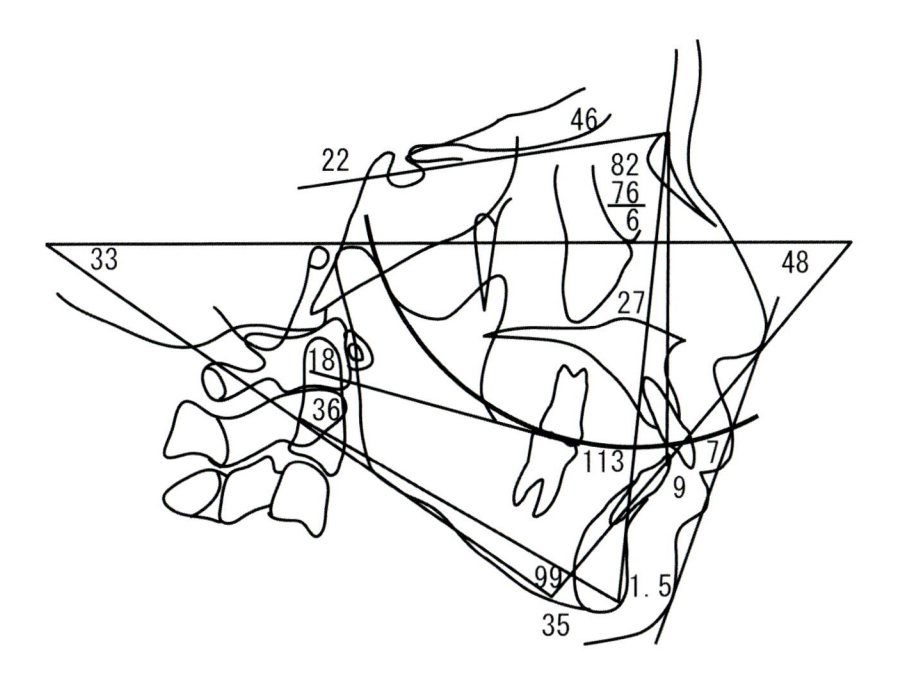

　　OCLine より，上顎大臼歯の垂直的位置は適正だが，上顎前歯が下方に位置しており，前歯の積極的圧下が必要な症例である．Arch length discrepancy，前歯歯軸ならびにプロファイルより，上下左右第一小臼歯抜歯症例とし，下顎は moderate anchorage case として，上顎のみに ISA を埋入して上顎臼歯の前方移動を防止し，下顎についてはII級ゴムを併用することにより臼歯I級関係をえることを目標とした．

第 7 章　臨床例

治療中

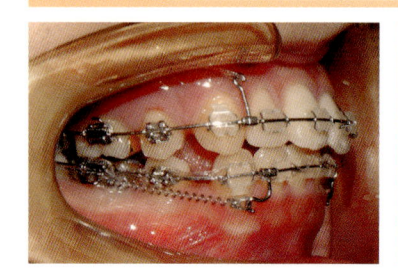

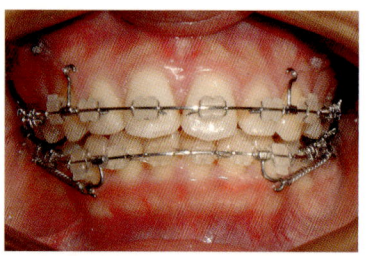

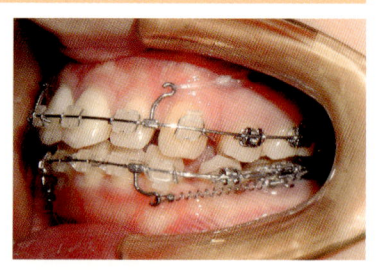

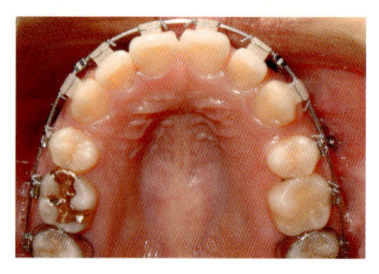

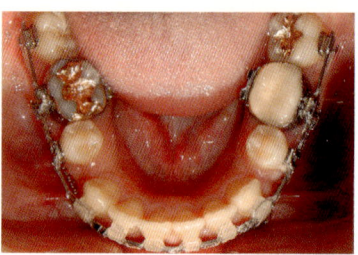

　上顎骨の Keyridge 部に ISA を埋入して，前歯を後上方に移動するように牽引ベクトルを設定した．上図はスペースクローズ時の口腔内である．

治療後

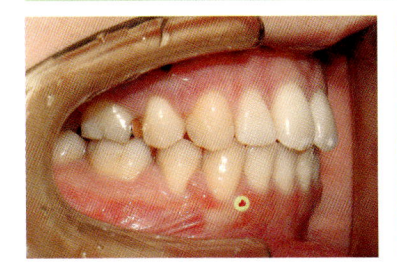

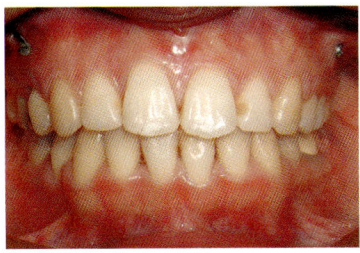

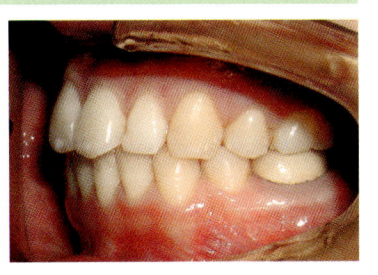

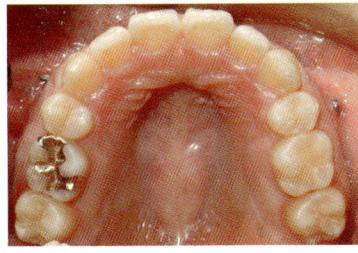

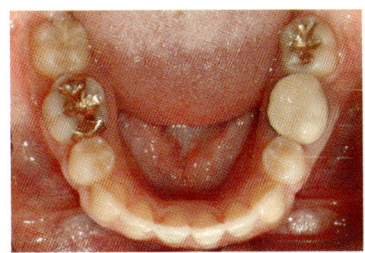

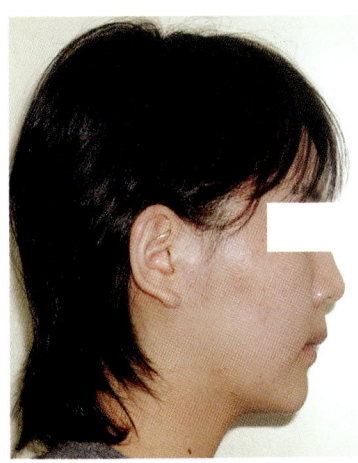

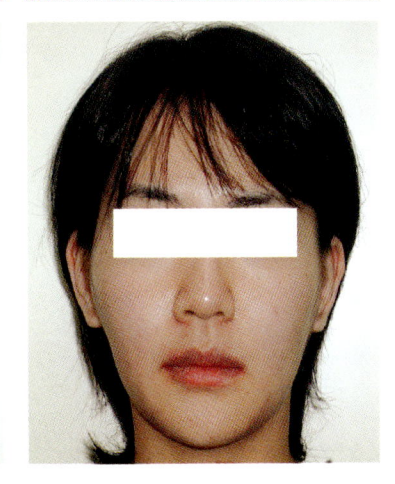

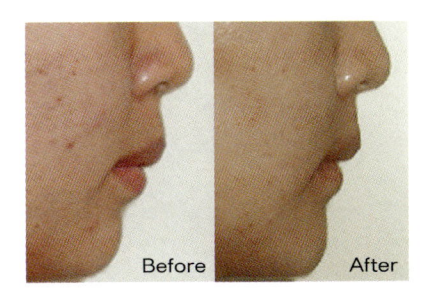

装置撤去時の口腔内写真および顔貌写真を示す．臼歯のⅠ級関係がえられ，Overjet，Overbite 共に良好な状態がえられた．上下の正中線も一致している．

口唇が後退し，均整のとれた良好な顔貌がえられた．

第 7 章　臨床例

治療後

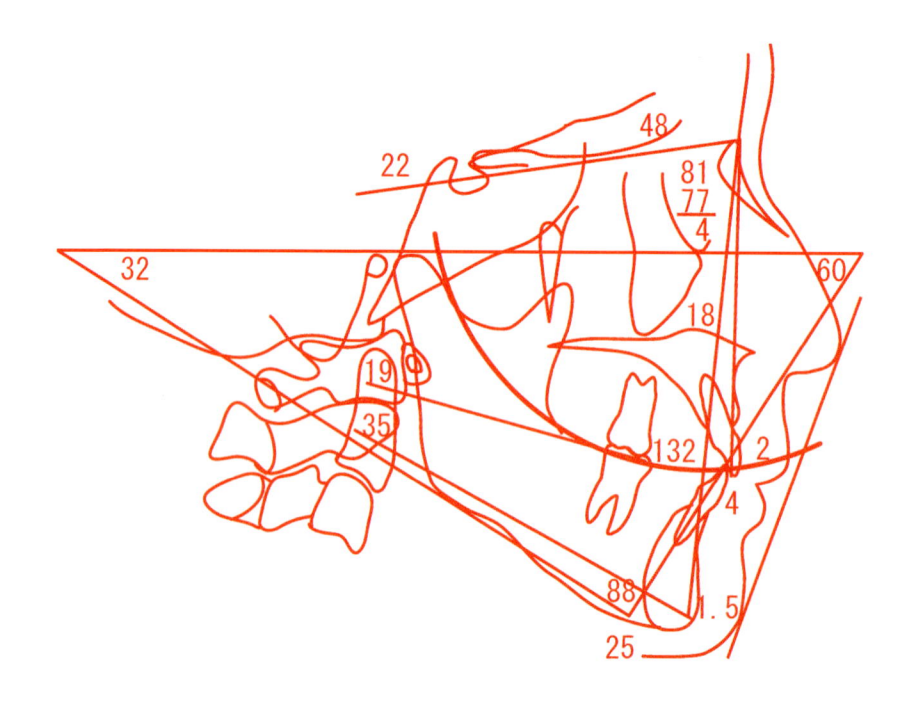

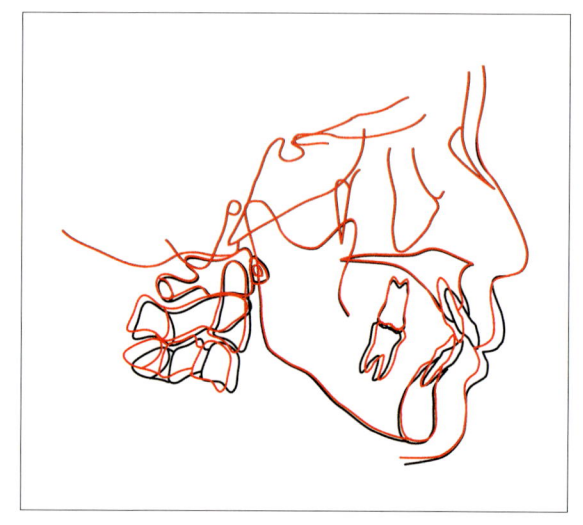

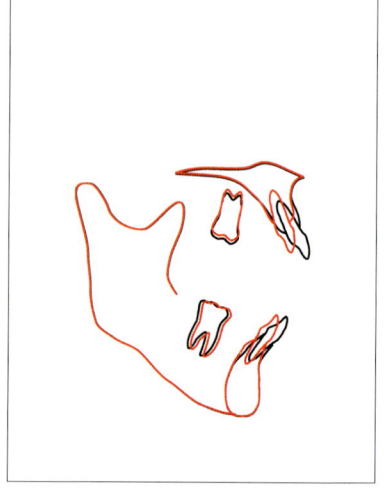

　　咬合平面の垂直的コントロールがなされ，術後，歯列は OCLine 上に配列された．術前後のトレースの重ね合わせより，上顎前歯の適切な圧下とトルクコントロールが達成されている．下顎は moderate anchorage であるため，臼歯の若干の近心移動がみられ，これにより臼歯のⅠ級関係が確立された．

II. Maxillary Protrusion — case 3

case 3

　上の歯が出ていることを主訴に来院した15歳の女子である．Angle's Class II，Skeletal Class II で臼歯咬合関係は Full step の II 級である．前歯部に処置途中の歯を認める．前歯部のカリエスについては暫間的な処置を施した後，矯正治療を開始した．

　側貌は Convex type でオトガイ部に緊張がみられる．

術　前

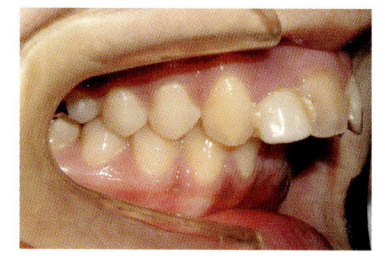

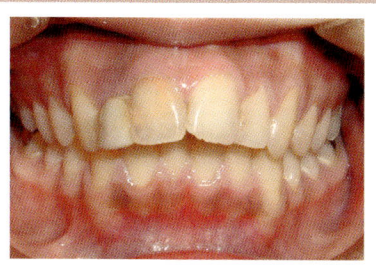

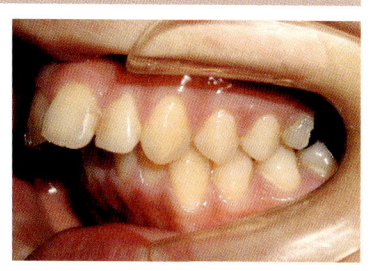

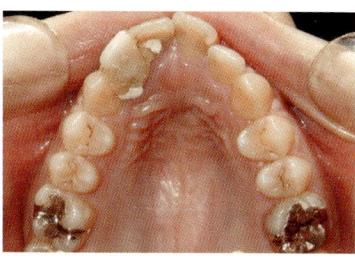

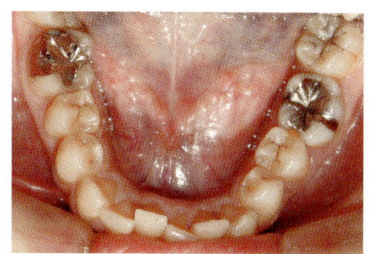

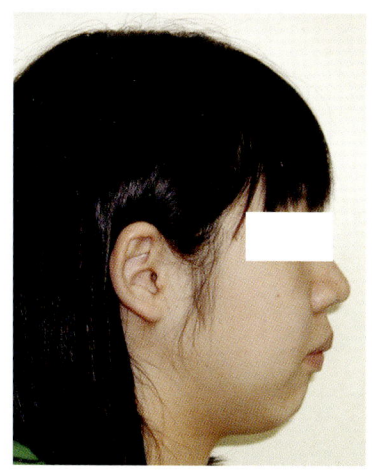

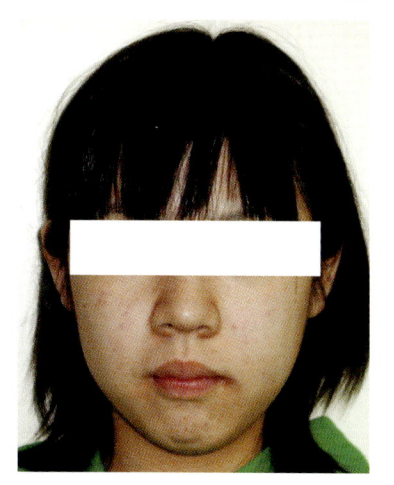

第 7 章　臨床例

　　　　　　　　　　　　　　　　　　　　　　　　　　術　前

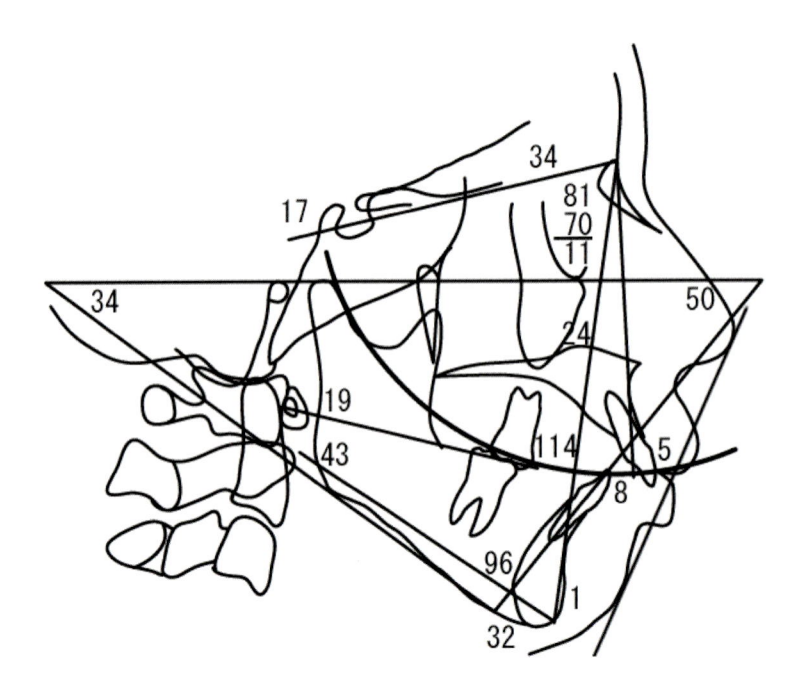

ANB が非常に大きく11°である．SNB が70°と小さく，下顎後退を伴う骨格性上顎前突症例である．OCLine より咬合平面はやや下方に位置している．下顎のアドバンスメントを併用した外科的矯正治療が第一選択となる症例だが，患者が矯正治療による改善を希望したため，ミニインプラントを固定源として矯正治療を行うこととした．抜歯部位は上下第一小臼歯で，下顎については moderate anchorage とした．

治療中

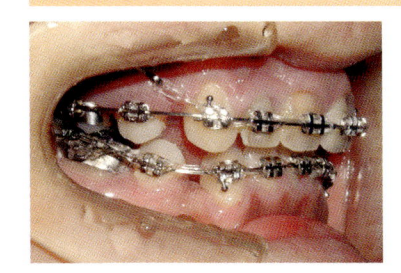

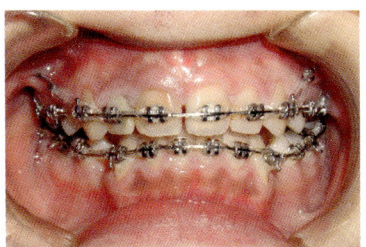

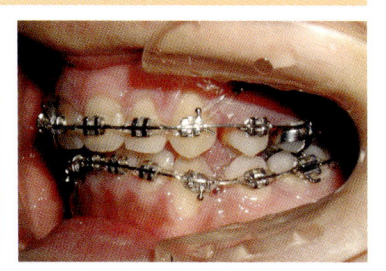

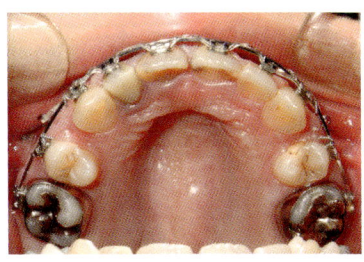

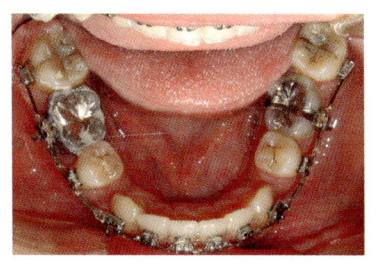

ISAの埋入部位をKeyridgeとし，犬歯から後上方に牽引力をかけることにより，歯列全体に圧下力を加えた．このような下顎後退症では，歯列の圧下に伴う下顎骨のカウンタークロックワイズローテーションによりB点の前方移動を期待できる．

この時期，II級顎間ゴムを併用することにより，臼歯関係の早期改善を期待した．

治療後

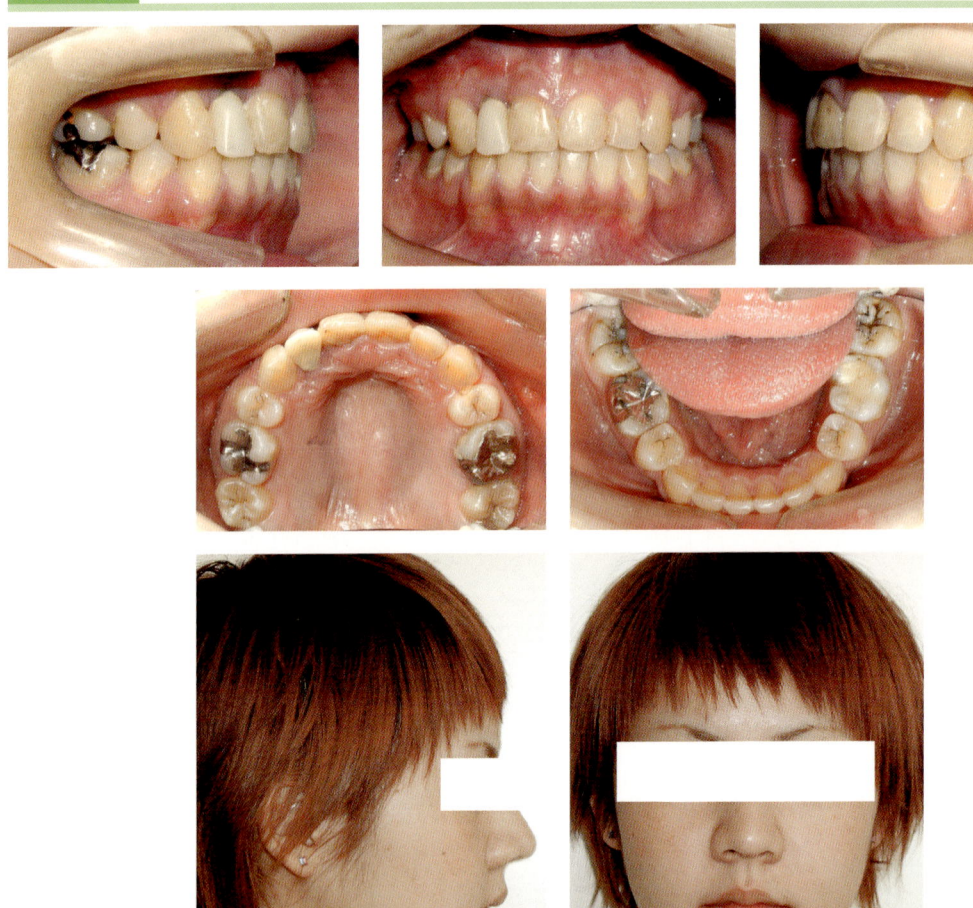

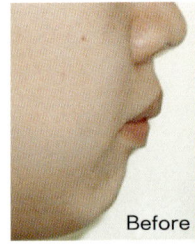

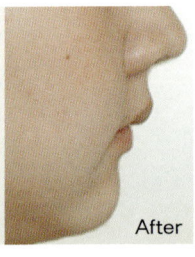

Before　After

　上の写真は装置撤去時の口腔内である．この後，最終補綴を行う予定である．
　顔貌写真より，オトガイ筋の緊張は消失し，顔貌は著しく改善した．このように骨格性のⅡ級で外科手術を適応すべき症例においても，ISA は有効に作用し，外科手術を併用しなくても満足できる治療結果をえることができた．

II．Maxillary Protrusion — case 3

== 治療後

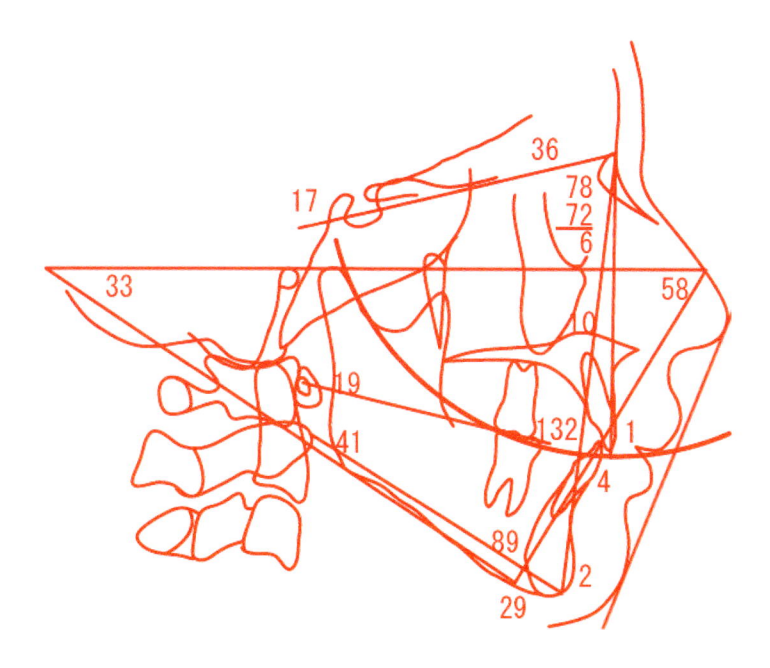

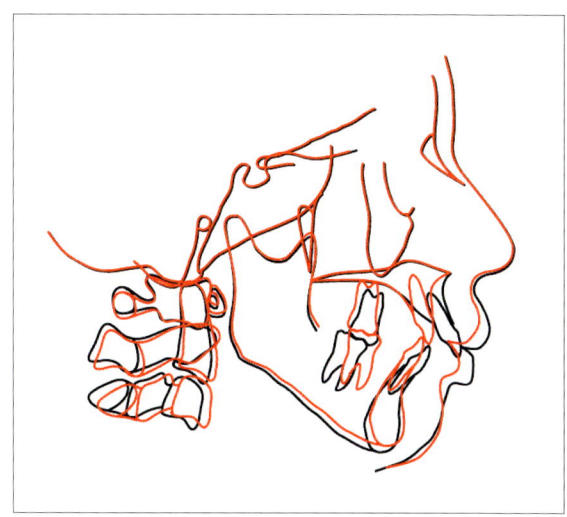

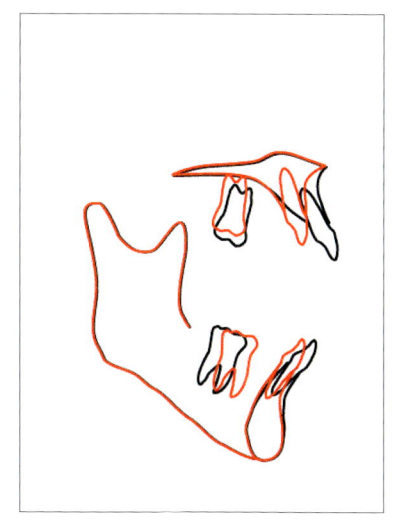

　上顎前歯の舌側移動に伴うA点の後退と，上顎歯列の圧下に伴う下顎骨のカウンタークロックワイズローテーションにより，ANBは11°から6°に改善した．OCLineより垂直的にも満足できる結果がえられた．

　術前後の重ね合わせより，上顎歯列の圧下と，下顎大臼歯の近心移動により顎関係が改善されているのがわかる．下顎 moderate anchorage case では，上顎にISAを埋入してこれを固定源とし，II級顎間ゴムを併用することにより早期にI級関係を獲得できる．maximum anchorage case では，上顎大臼歯のより多くの遠心移動が必要となるので，上顎には Plate type の anchor を用いる方がよい．

第7章 臨床例

case 4

本症例は他院からのトランスファーの症例で，初診時の資料(37歳，女性)より，Angle's Class II，Skeletal Class I と診断される．側貌は良好であり，他の計測項目からも非抜歯と診断される．上顎については小臼歯抜歯も考えられるが，インプラントアンカーの利用により，大臼歯の遠心移動を行い，非抜歯での治療が可能な症例である．

術 前

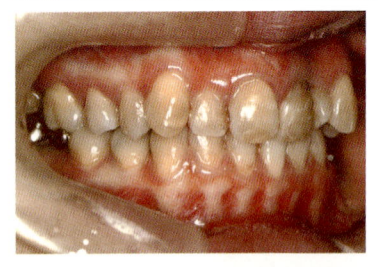

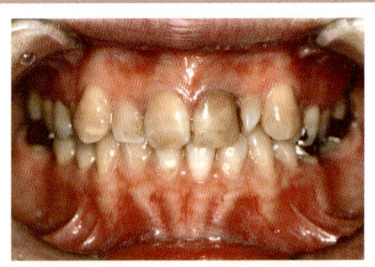

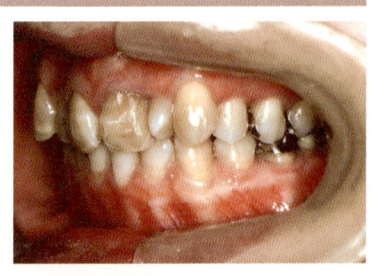

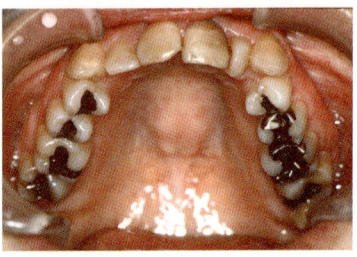

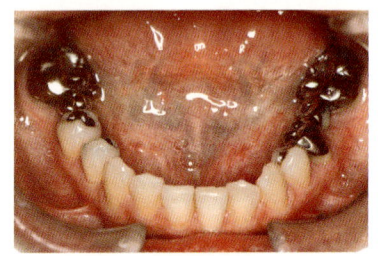

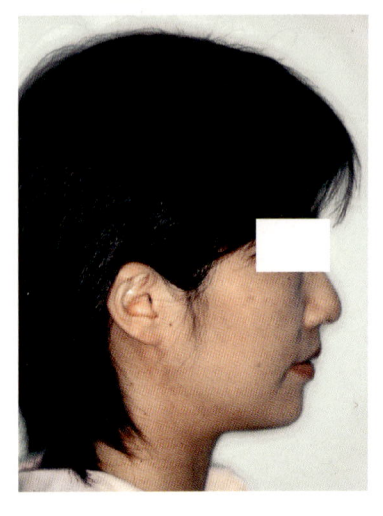

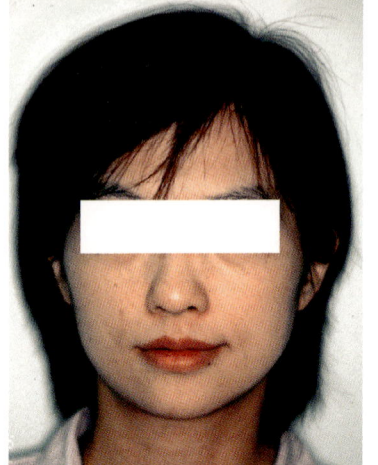

II. Maxillary Protrusion — case 4

術　前

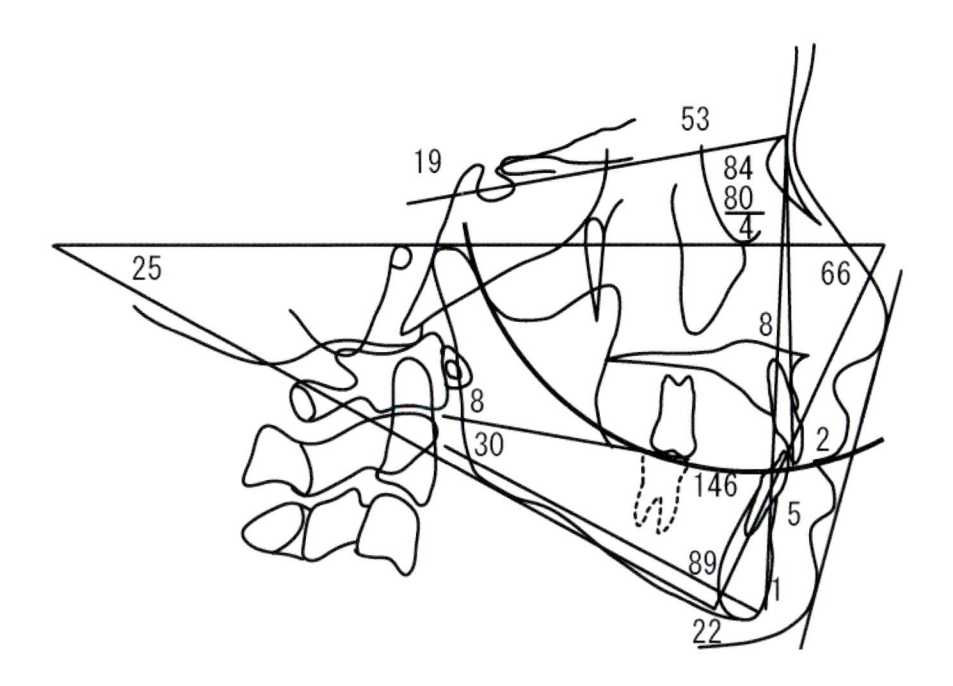

初診時のセファログラムのトレースを示す．OCLine より，垂直的には標準的である．

治療中

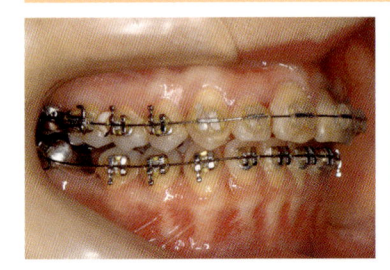

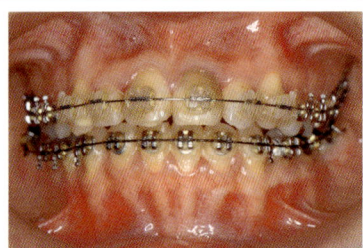

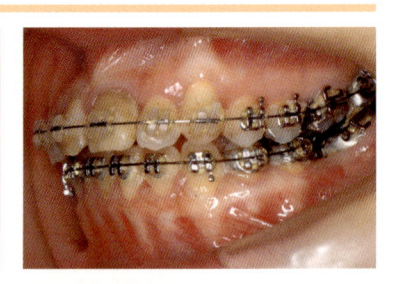

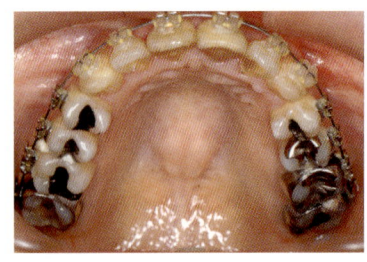

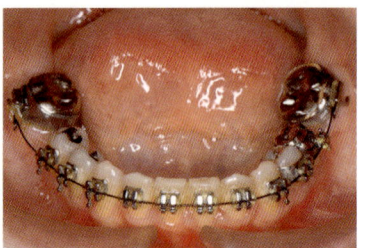

　引き継いだ時点での口腔内(38歳)である．犬歯小臼歯部の咬合関係は Full step のⅡ級となっている．前担当医の治療方針を引き継ぎ，上顎小臼歯抜歯は行わず，上顎歯列の遠心移動によってⅠ級関係をえることとした．

　術前に比べ，上顎前歯の唇側傾斜が顕著である．側方歯群のレベリング後，プレートタイプのアンカーを用いて，側方歯のⅠ級関係を確立した後，前歯のレベリングと遠心移動を行う方法も考えられた症例である．

治療中

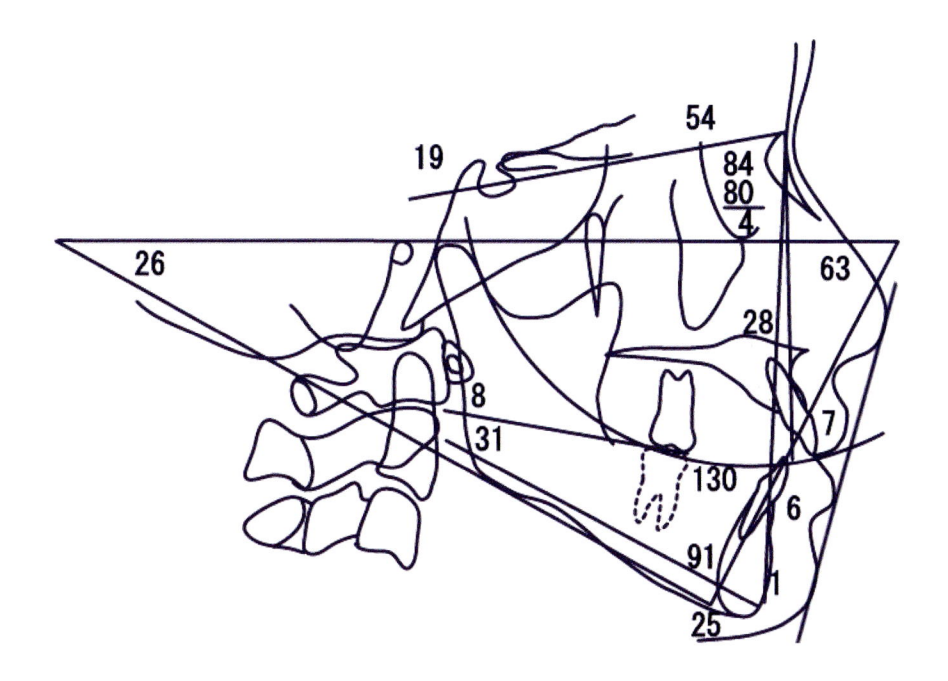

引継ぎ時のセファログラムのトレースを示す．

　上顎歯列の遠心移動の方法にはいくつかの方法(第8章Q7，p.133参照)が考えられるが，本症例では，前担当医からアンカープレートについての説明を受けていないとのことなので，少々手間と期間は掛かるが患者の負担が比較的少ない方法をとることにした．下顎第一大臼歯の欠損部については，矯正治療後，デンタルインプラントによる補綴処置を行う予定とした．

　まず，上顎第二小臼歯，第一大臼歯間の歯槽部にISAを埋入し，これを固定源として，第二大臼歯の遠心移動をバルバスループによって行い，続いて第二小臼歯，第一大臼歯間にオープンコイルスプリングを入れて第一大臼歯の遠心移動を行った．

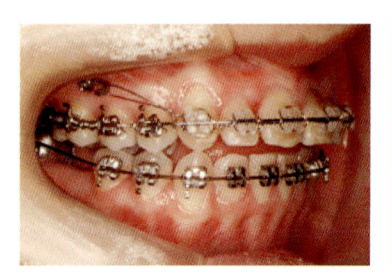

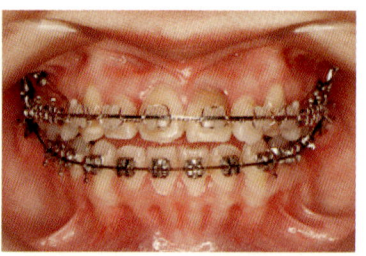

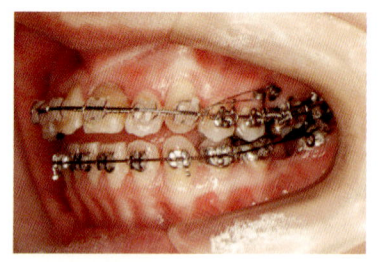

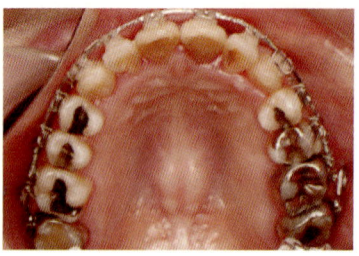

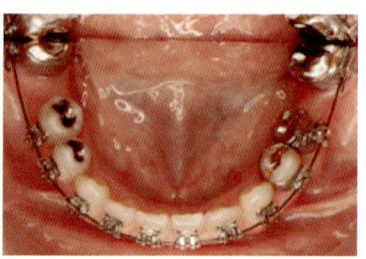

第一大臼歯の遠心移動が完了した時点で，以下に示すように第一・第二大臼歯間の口蓋歯槽部に ISA を埋入した．著者の経験では，大臼歯の遠心移動を行った後に，頬側歯槽部に ISA を植えなおすと，脱落が多くみられた．大臼歯移動直後であるために周囲骨のリモデリングが生じ，頬側部の歯槽骨が幼若なためであると考えられるが，口蓋では歯の移動後であっても比較的安定するようである．理由は不明だが，口蓋の歯槽骨では，近遠心的な幅が十分にあるために，その影響を受け難いのかもしれない．

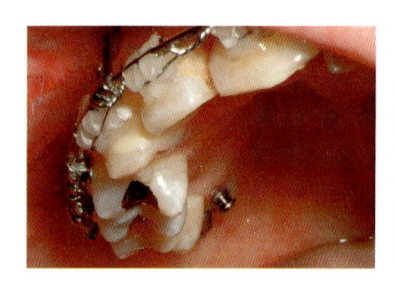

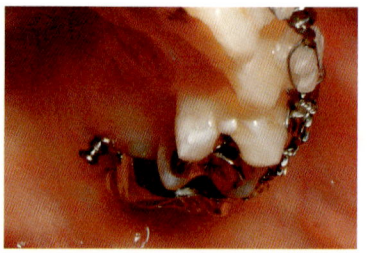

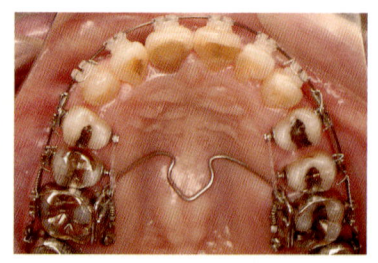

トランスパラタルアーチ(TPA)を第一大臼歯に装着し，口蓋の ISA と TPA に鑞着したフックとの間に NiTi コイルを装着し，大臼歯を遠心方向に牽引しながら，側方歯の遠心移動を行った．頬側の ISA は小臼歯遠心移動の障害になるので撤去した．

治療後

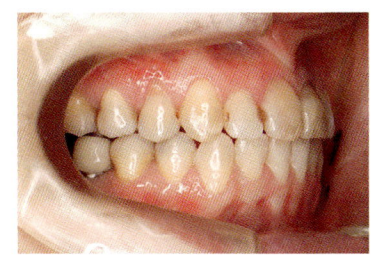

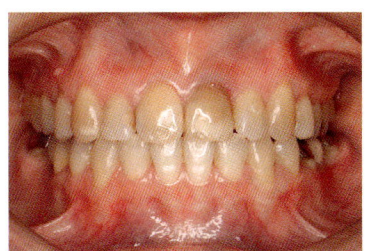

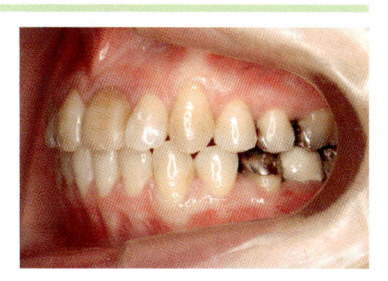

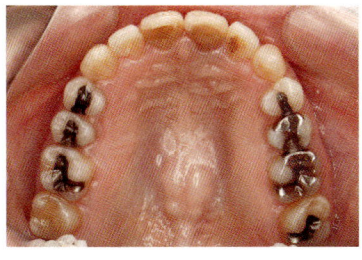

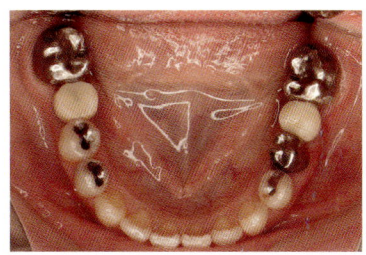

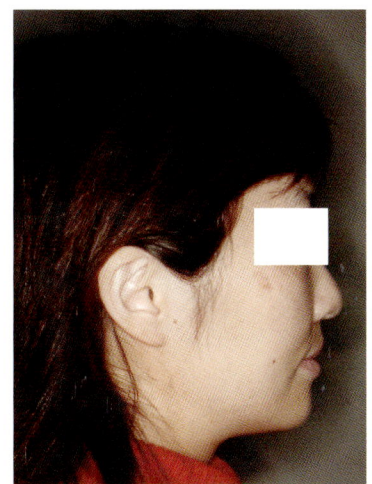

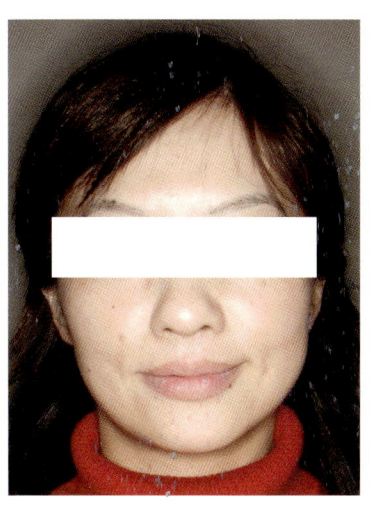

　装置を撤去し，下顎大臼歯部にデンタルインプラントを埋入した．臼歯関係はⅠ級となり，良好な咬合関係がえられた．
　この後，上顎前歯部の修復処置および下顎臼歯部の最終補綴物を装着する予定である．

第7章 臨床例

治療後

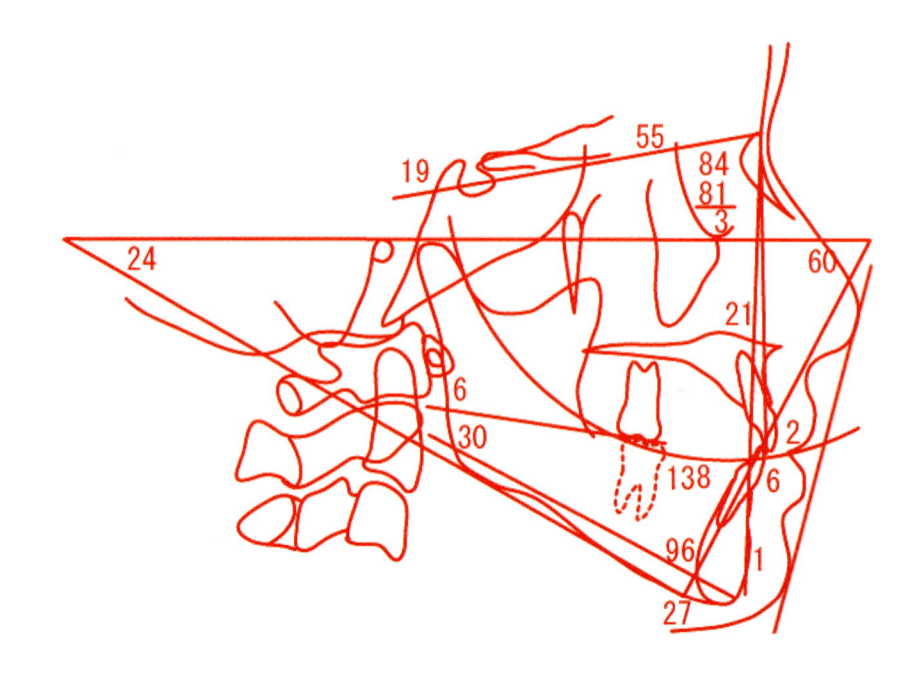

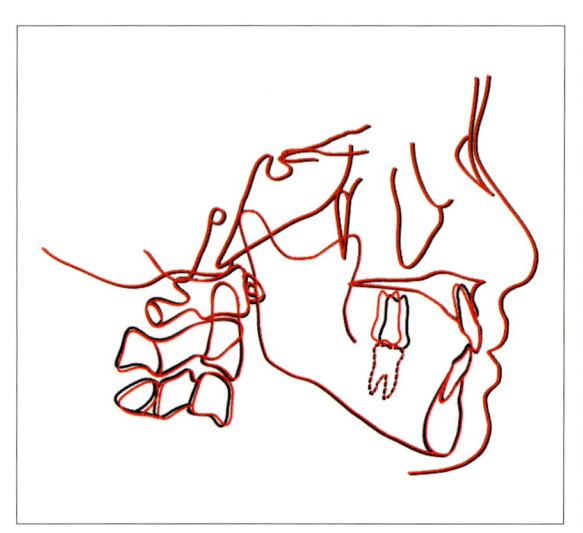

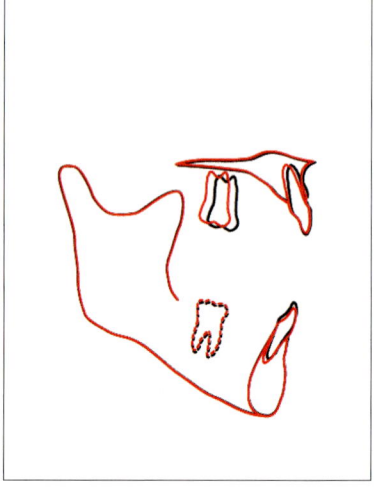

上顎前歯の位置はほぼ維持され，上顎の大臼歯が遠心圧下方向に移動した．主にミニインプラントを固定源とし，Ⅱ級顎間ゴムをほとんど使用しなかったので，下顎前歯の唇側傾斜も最小限に抑えられた．

III. Open Bite

case 1

前歯が噛み合わないことを主訴に来院した20歳の女性である．Angle's Class II，Skeletal Class II の Open Bite case である．患者は矯正治療の既往があり，以前の治療終了後，数年を経過して徐々に前歯が開いてきたが，放置し現在に至っているとのことである．

上下左右第一小臼歯は抜歯され，第二大臼歯のみが咬合している．顔貌写真より口唇周囲筋が弛緩し，オトガイ部が後退しており，側貌は Convex type を呈している．

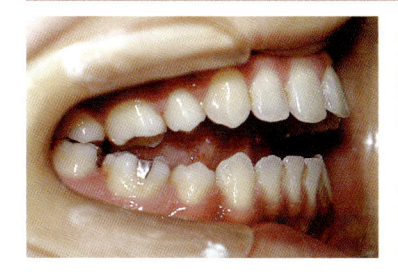

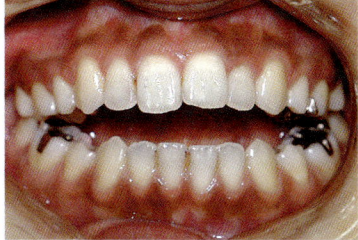

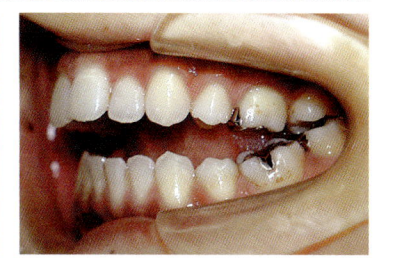

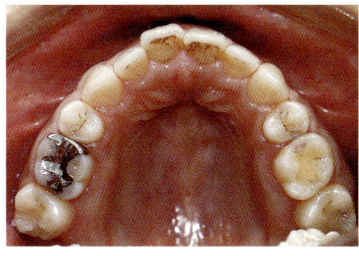

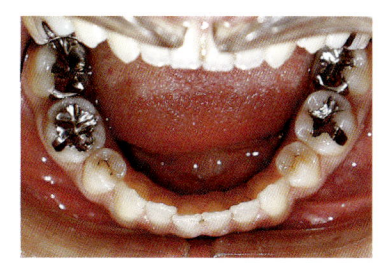

術　前

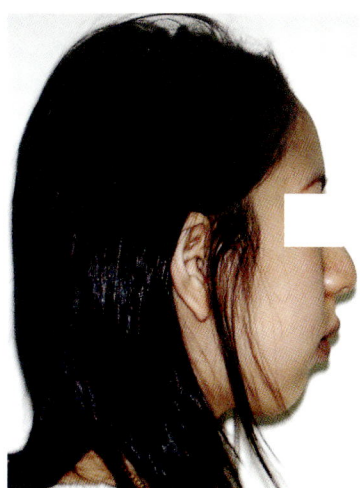

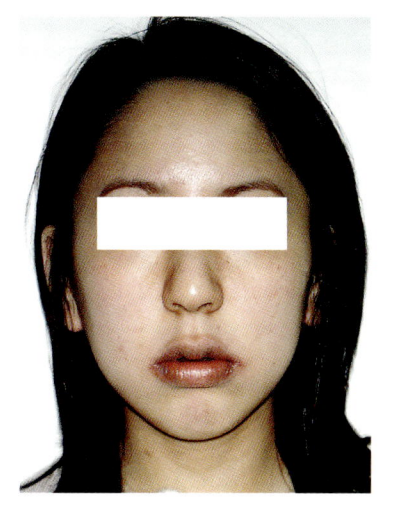

第7章 臨床例

術前

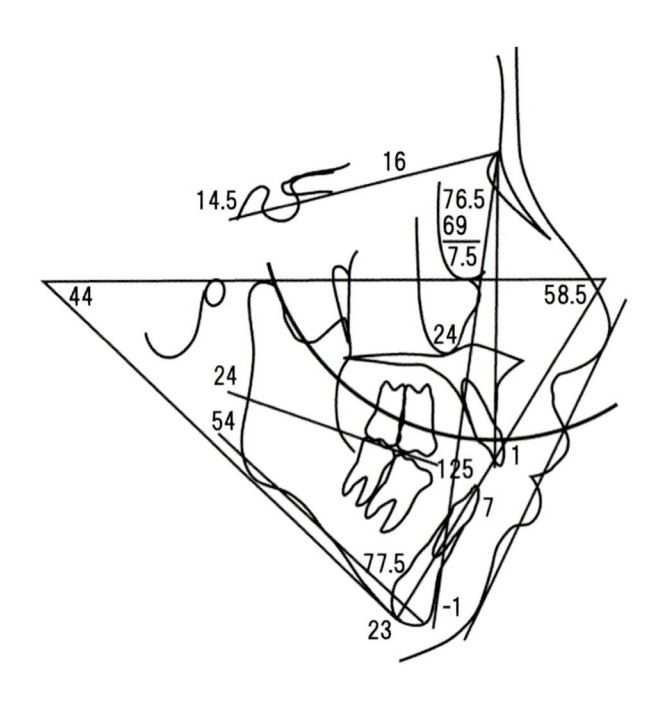

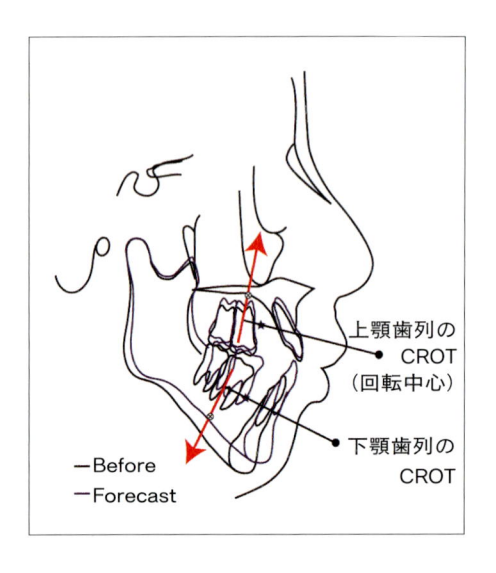

OCLineより，大臼歯，前歯とも著しく下方に位置しており，double jaw surgeryの適用が最良の方法であると判断したが，患者が外科手術に抵抗を示し，矯正治療のみによる改善を希望したため，ミニインプラントを利用して臼歯を圧下することにより，開咬を改善することとした．

治療中

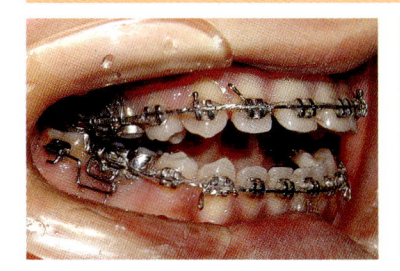

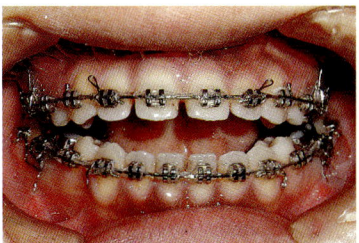

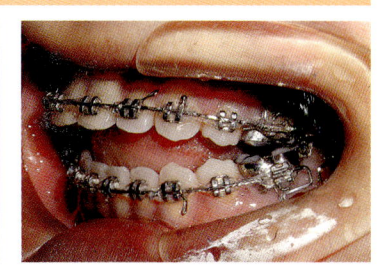

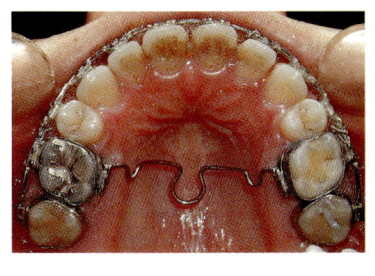

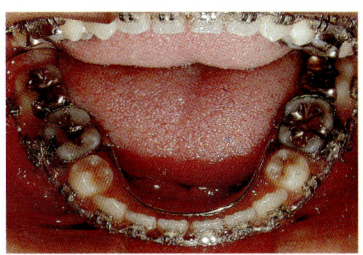

　治療中の口腔内である．本症例では，上顎については上顎大臼歯遠心根根尖の4 mm上方に，下顎については第一大臼歯遠心根根尖より下方3 mmにISAを埋入し，これを利用して大臼歯に圧下力を加え，前歯にはアップダウン・エラスティクスを併用した．大臼歯に垂直的な圧下力を加えるときには，上顎にはトランスパラタルアーチ(TPA)を装着し，舌側咬頭が取り残されることを防ぐ必要がある．このとき，TPAは圧下量を考慮して口蓋粘膜より浮かせた状態に調整する．下顎についても同様にリンガルアーチが必要であるが，下顎の圧下量は小さいため，粘膜から浮かせる必要がないことが多い．

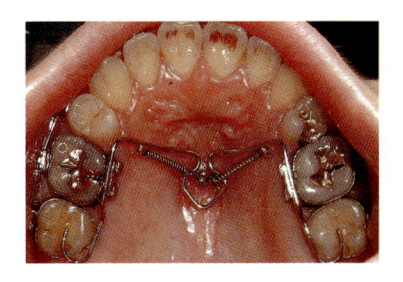

　また，第4章(p.40)にも述べたが，開咬症例で臼歯を圧下するときには，第一大臼歯に装着したトランスパラタルアーチにエクステンションを付けて，第二大臼歯の咬合面上に掛けるようにしておくと効率的に圧下できる．また，頬側からアプローチするより，口蓋に埋入したISAから圧下力を加えた方が，圧下のスピードは早いようである．

治療後

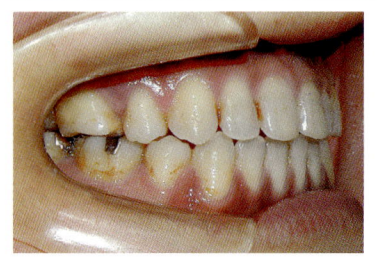

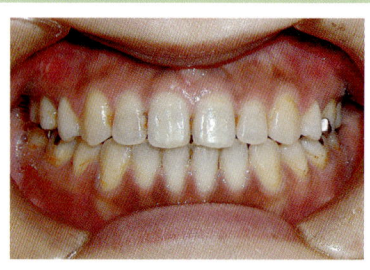

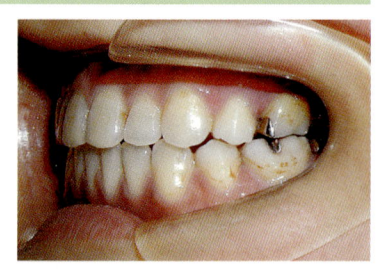

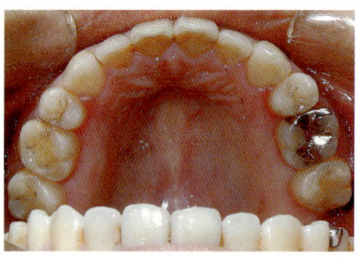

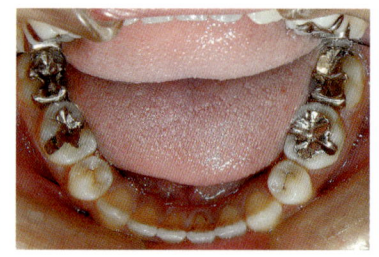

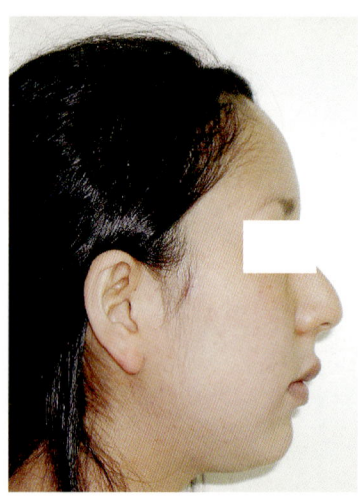

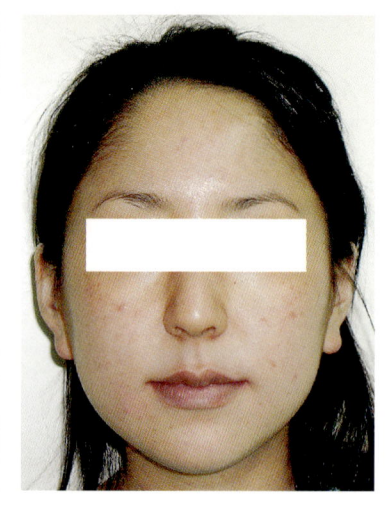

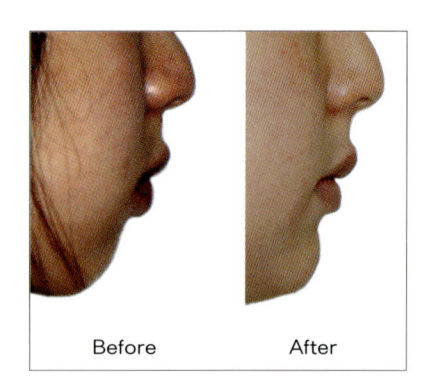

Before　　　After

　装置撤去時の口腔内である．良好な咬合がえられているが，このような開咬の症例では，やはり機能的異常に対するアプローチを十分に行う必要がある．従来のように前歯を挺出させて被蓋を改善しても，また，本症例のように臼歯を圧下して改善したとしても，舌の機能が改善しなければ必ずリラップすると考えてよい．機能的な adaptation がえられれば，咬合は安定する．

　術後の顔貌より，口唇周囲筋に適度の緊張がみられるようになり，均整がとれたプロファイルとなった．

III．Open Bite — case 1

治療後

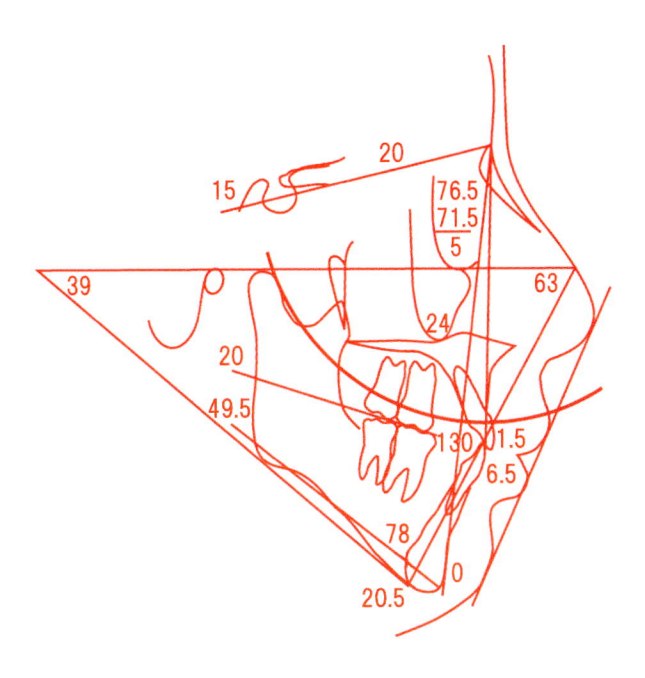

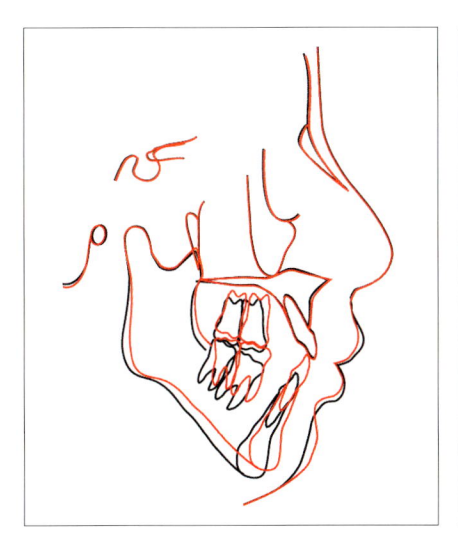

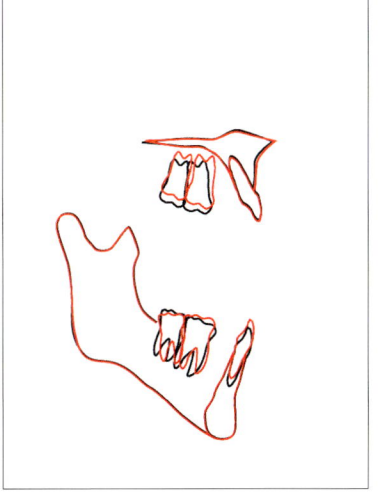

 術前後のトレースより，上顎臼歯の圧下に伴う下顎のカウンタークロックワイズローテーションがみられ，これにより後退したオトガイ部が改善され，良好な側貌がえられている．

IV. Surgical Cases

case 1

本症例は外科手術の前準備としての矯正治療に ISA を応用した例(21歳，女性)である．下顔面高が高く，Skeletal Class III の傾向を持つ．通常こういった症例では，術前矯正にて上顎前歯を舌側に移動し，下顎前歯を唇側に傾斜させる，いわゆる decompensation が必要となる．このため，上顎の小臼歯の抜歯を必要とするケースも少なくない．本症例の場合，口蓋側にあった右上第二小臼歯は既に抜去されていた．左側については第二小臼歯に修復処置が施されていたので，抜去してこのスペースを利用し，右側に偏位した正中線の改善と上顎前歯の後退を行うこととした．

Long face を呈し，オトガイ部に過度の緊張がみられる．

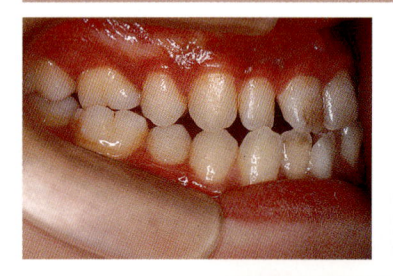

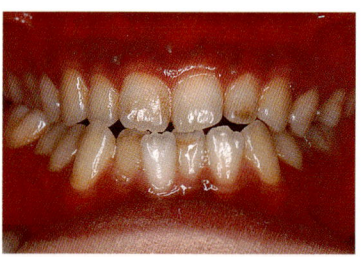

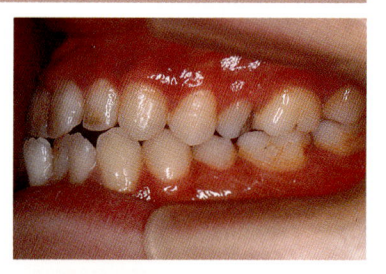

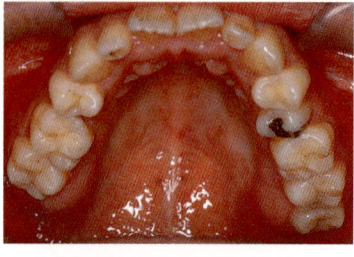

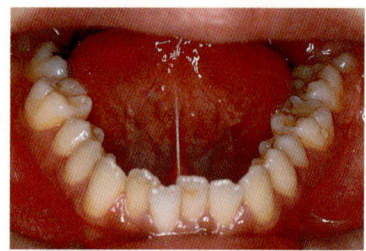

術　前

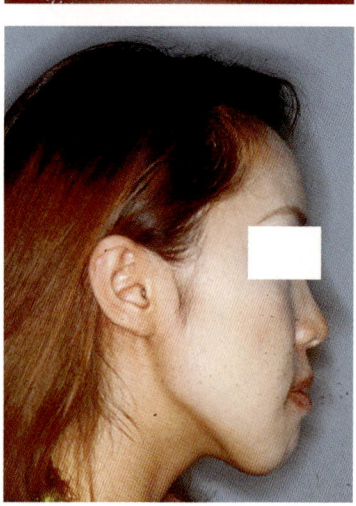

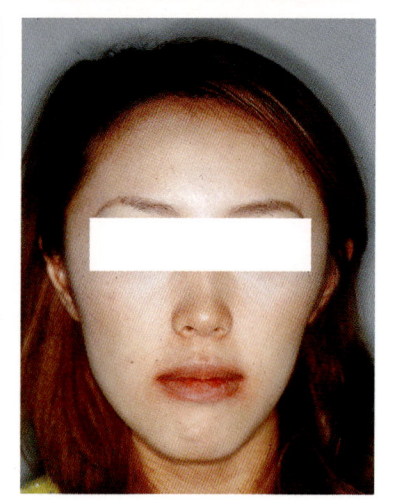

IV. Surgical Cases — case 1

術　前

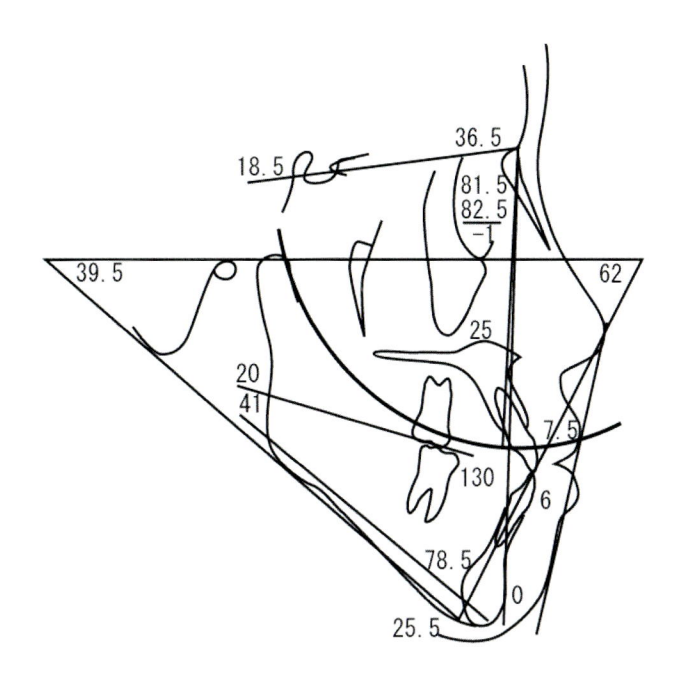

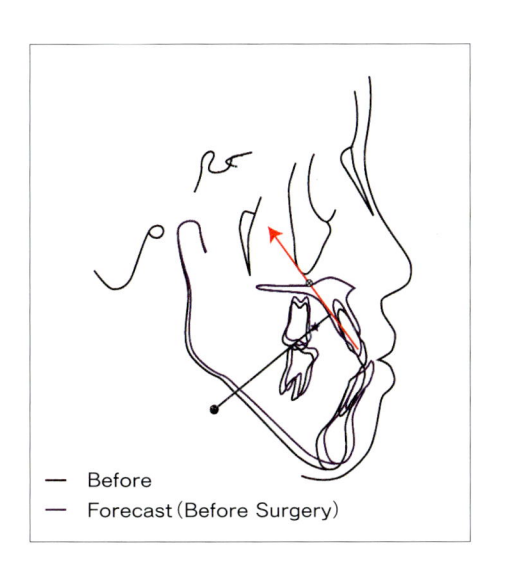

　従来であれば，上顎を外科的に上方に移動し，これに合わせて下顎のセットバックを行うべき症例だが，上顎の圧下量が比較的小さいので，上顎についてはミニインプラントを用いて圧下移動を行い，下顎のみに手術(S.S.R.O.)を施行することでリスクを軽減しようと考えた．

　OCLineより咬合平面はやや下方に位置し，かつsteepであり，前歯の挺出量の方が臼歯のそれに比べて大きい．

第 7 章　臨床例

治療中

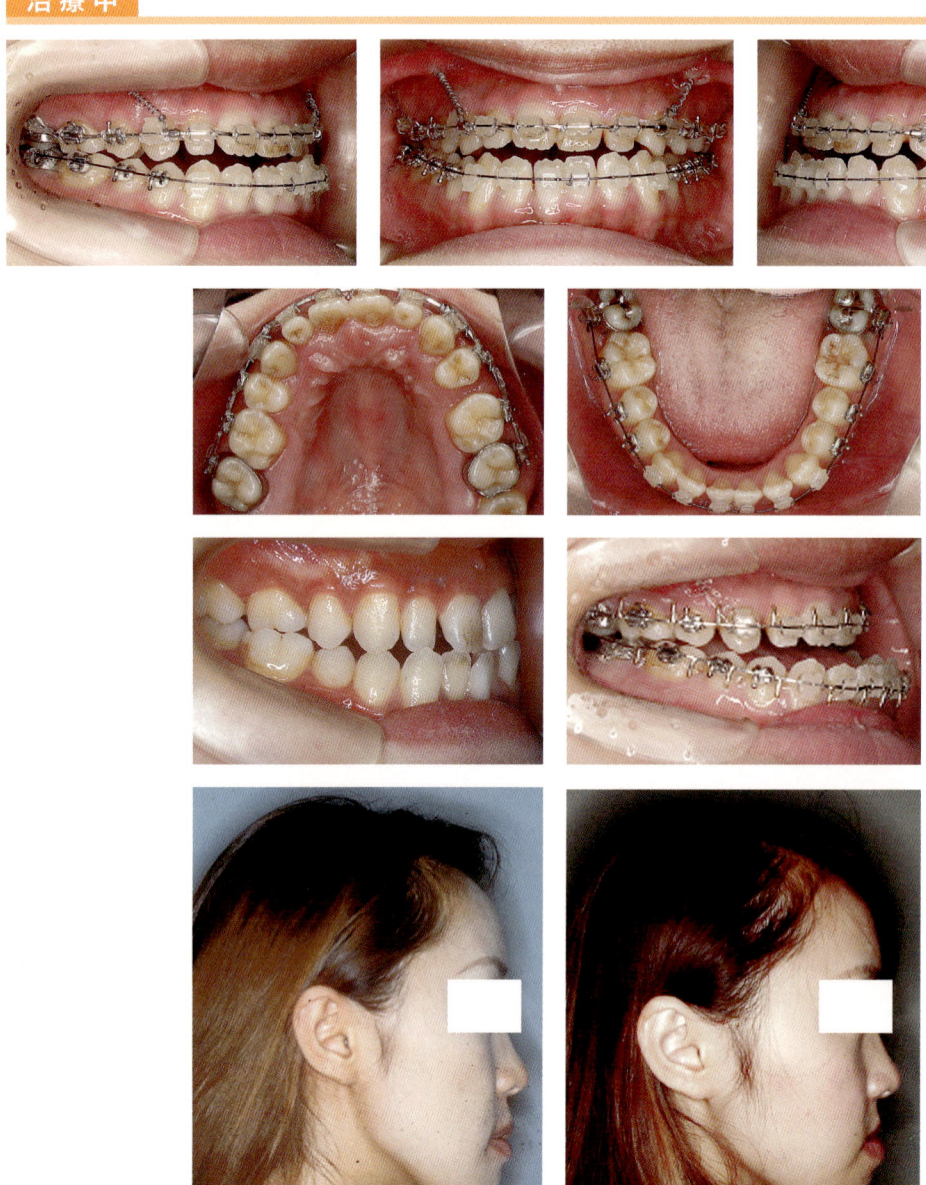

初診時　　　　　　　　　　　　　手術直前

　ISAの埋入部位をやや深めの歯槽部とすることも考えられるが，下顔面高を減少させるためにも前歯の圧下量を大きくとる方が，本症例の場合有利である．よって，ISAをKeyridge部に埋入することとし，前歯にフックを立てず，歯列が全体に圧下するように牽引方向を設定した．

　上顎には7－7にチェーンエラスティックを使用してスペースクローズを促し，下顎前歯の唇側傾斜はⅡ級顎間ゴムを使用することにより行った．

IV. Surgical Cases — case 1

▶ 治療中

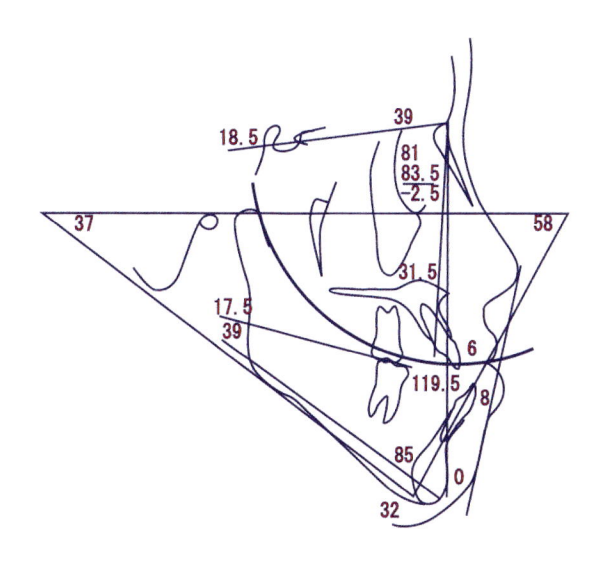

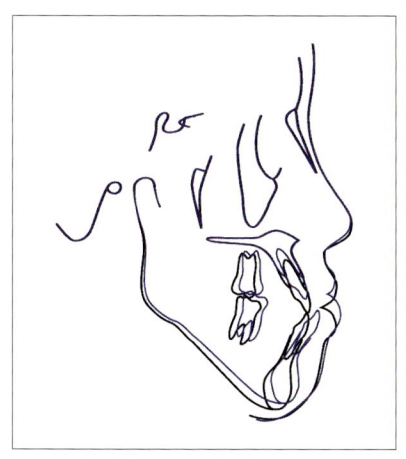

図A　初診時と手術直前の重ね合わせ.

上図に示した手術直前のセファログラムより，臼歯の圧下量がやや不足であったが，前歯はほぼ理想的な位置まで圧下できた．図Aより臼歯の圧下に伴うカウンタークロックワイズローテーションがみられ，下顎前歯の decompensation も十分である．

図Bは，下顎枝矢状分割術(S.S.R.O.)を施行した後，術後矯正を行い，装置を撤去した際のセファログラムのトレースである．垂直的にも水平的にもほぼ満足できる結果がえられた．

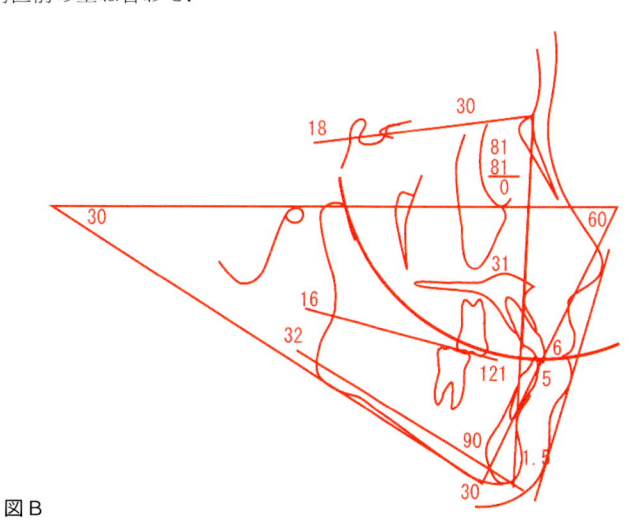

図B

> **治 療 後**

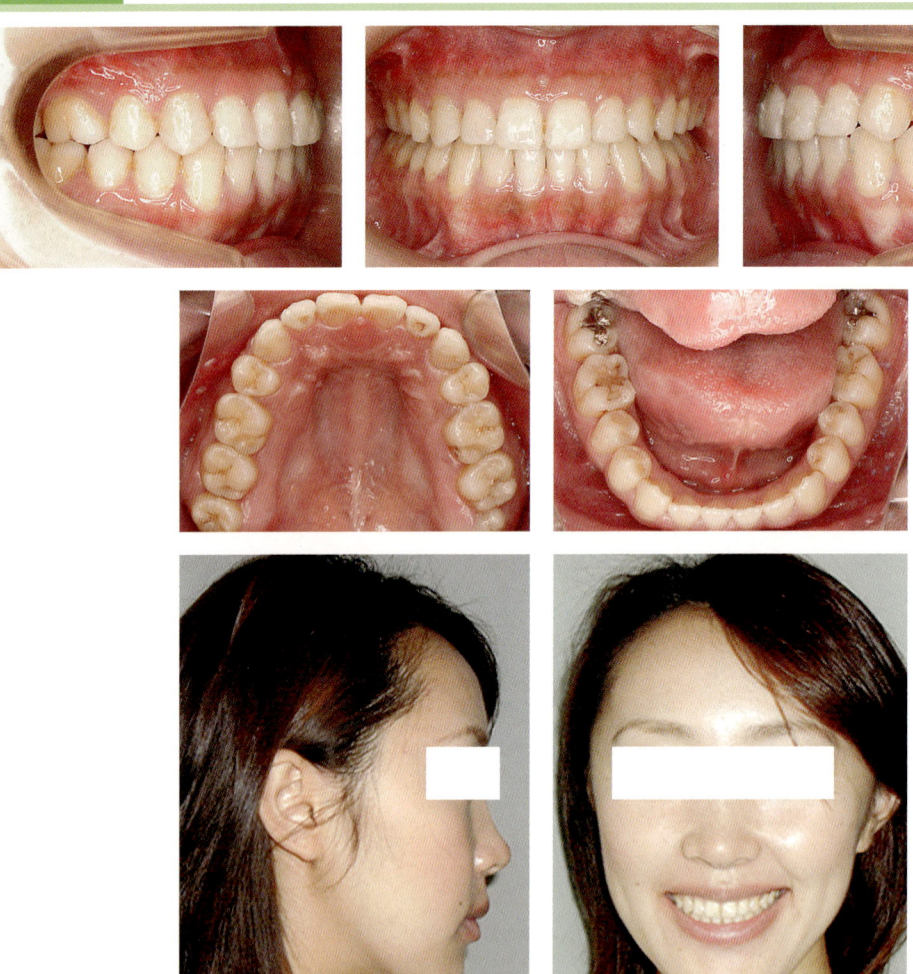

　矯正治療が終了し，装置撤去時の口腔内である．良好な咬合関係がえられた．
　術前にみられた Long face の所見は消失し，均整のとれた良好な顔貌とスマイルラインがえられた．

IV. Surgical Cases — case 2

case 2

顎が曲がっていることを主訴に来院した23歳の女性である．咬合状態はAngle's Class Ⅲで，下顎の正中が左側に4mmシフトしている．上顎は左側第一小臼歯の舌側転位に伴い，左側臼歯の近心転位がみられる．本症例は，下顎骨側方偏位症に対して，外科手術の前準備としてISAを利用した例である．

側貌は良好だが，正貌は下顔面が左側にシフトしている．

術　前

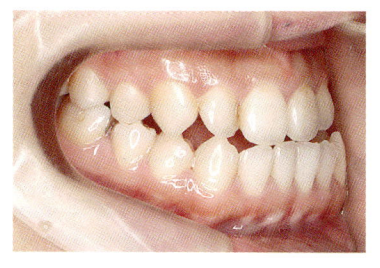

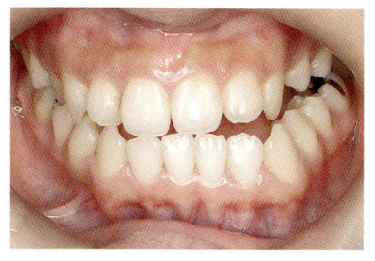

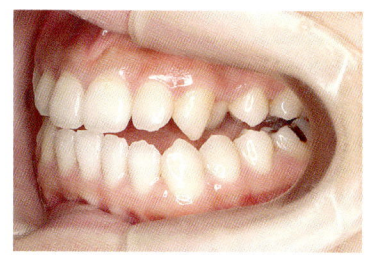

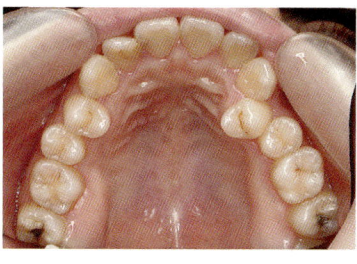

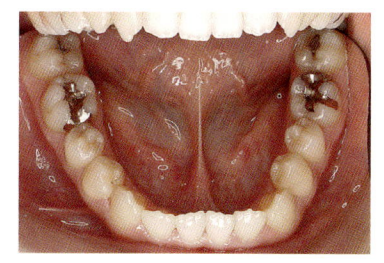

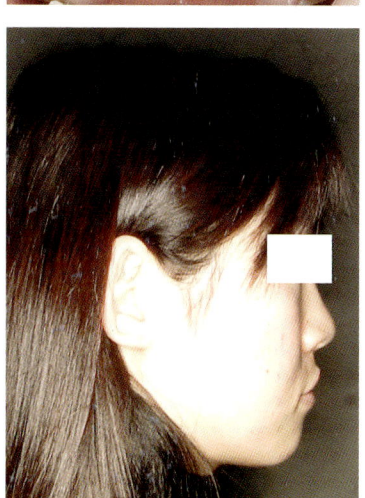

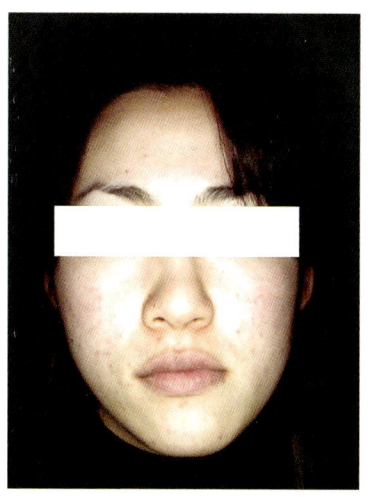

術　前

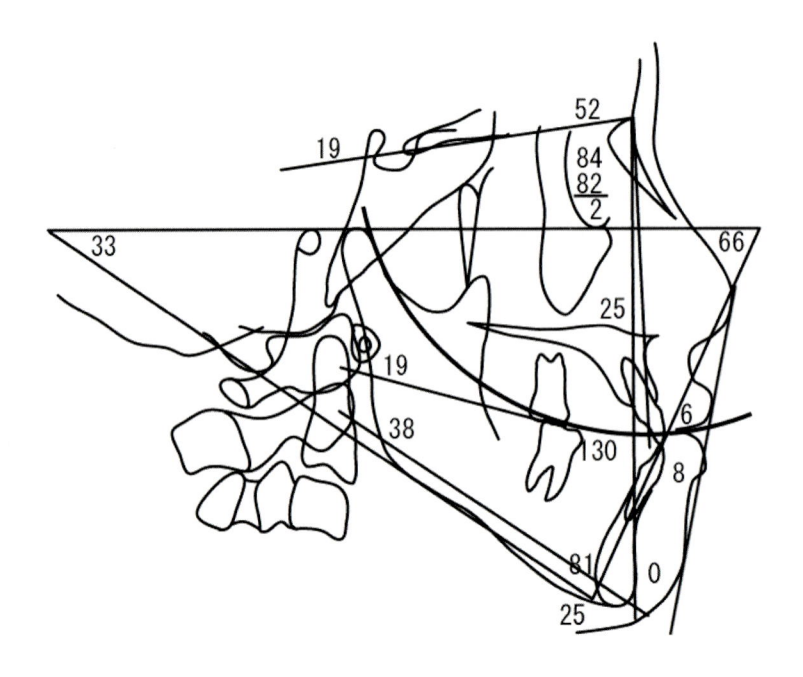

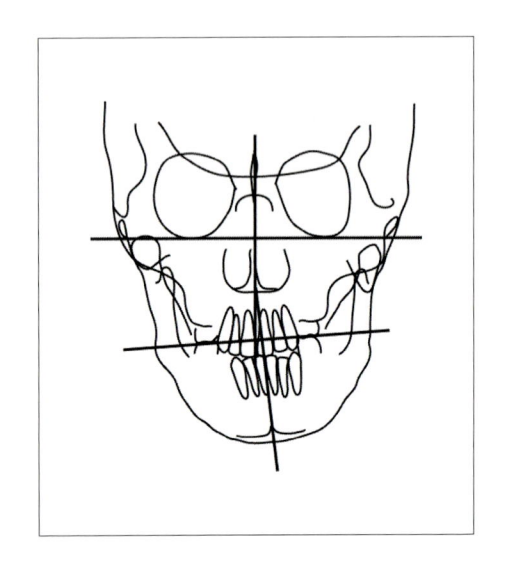

側面セファロより咬合平面はほぼOCLine上にあり，垂直的には問題がない．PAセファロより，上顎骨の変形は少なく，下顎骨のみにシフトがみられる．上顎第一大臼歯の高さには約3mmの左右差を認めたが，ミニインプラントにより是正できる範囲のものである．

> **治療中**

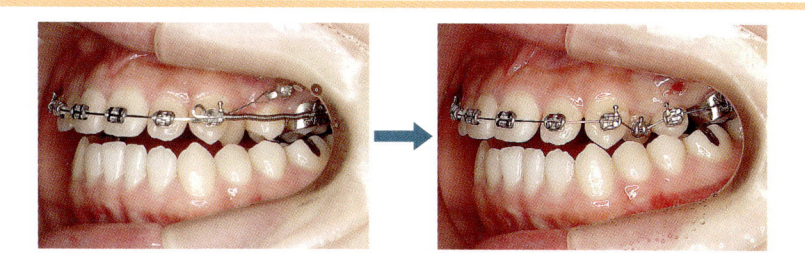

本症例では，左右側歯槽部にISAを埋入し，右側ではこれを圧下に利用し，左側では臼歯の遠心移動に利用した．上顎歯列の側方傾斜および，第一大臼歯の左右対称性を是正した後，下顎のみに外科手術を適応し，顎の変形を改善した．

まず，上のように3－6間にオープンコイルを入れ，ISAと犬歯を結紮しておくことにより固定し，第一大臼歯の遠心移動が完了したところで，第一・第二小臼歯にブラケットを装着して唇側に移動した．

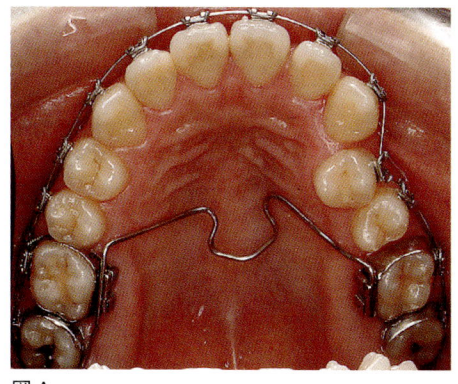

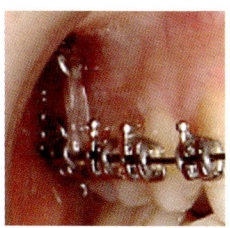

図Aに示すように，右側大臼歯圧下時に歯が頬側傾斜することを防ぐ目的で，TPAを装着した．なお，extensionを伸ばして右側第二大臼歯咬合面上にこれをのせておき，第二大臼歯が同時に圧下されるようにした．左側においては小臼歯頬側移動時の固定源の役割も兼ねている．圧下には図Bのようにチェーンエラスティックを使用した．

図A

図B

第7章　臨床例

治療中

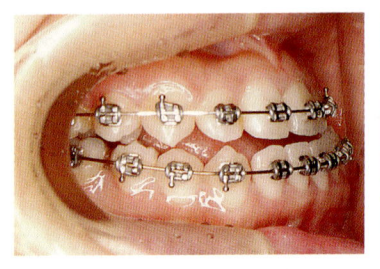

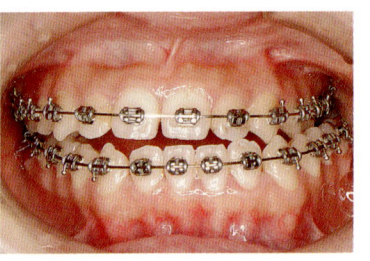

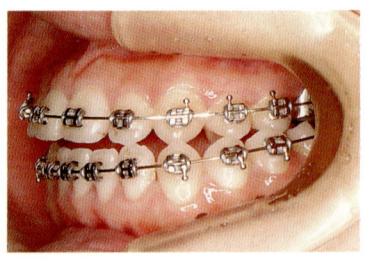

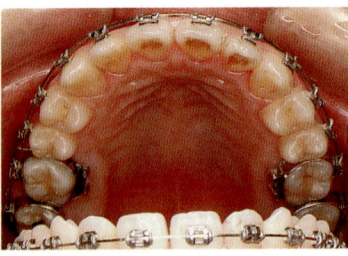

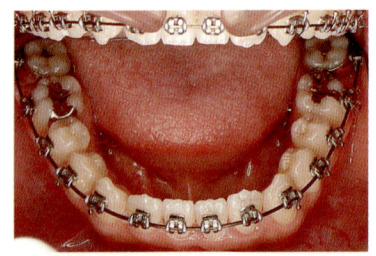

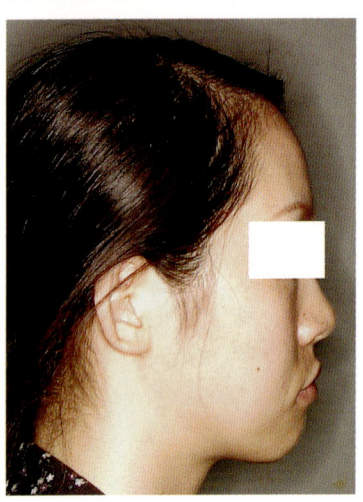

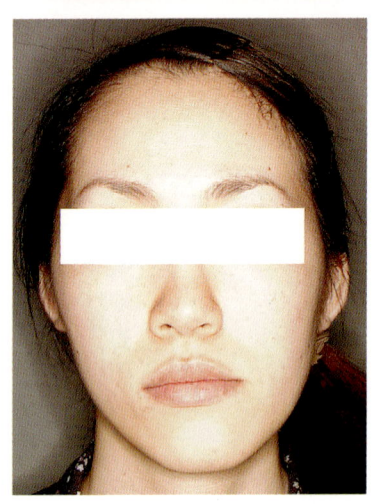

　手術直前の口腔内および顔貌写真である．この後 S.S.R.O. を施行した．
　左側の ISA は臼歯遠心移動完了時に撤去したが，右側の ISA については，後戻り防止のため，アーチワイヤーと結紮しておき，圧下した分が維持されるようにした．また，decompensation により顔面の非対称性はより強調されている．

治療後

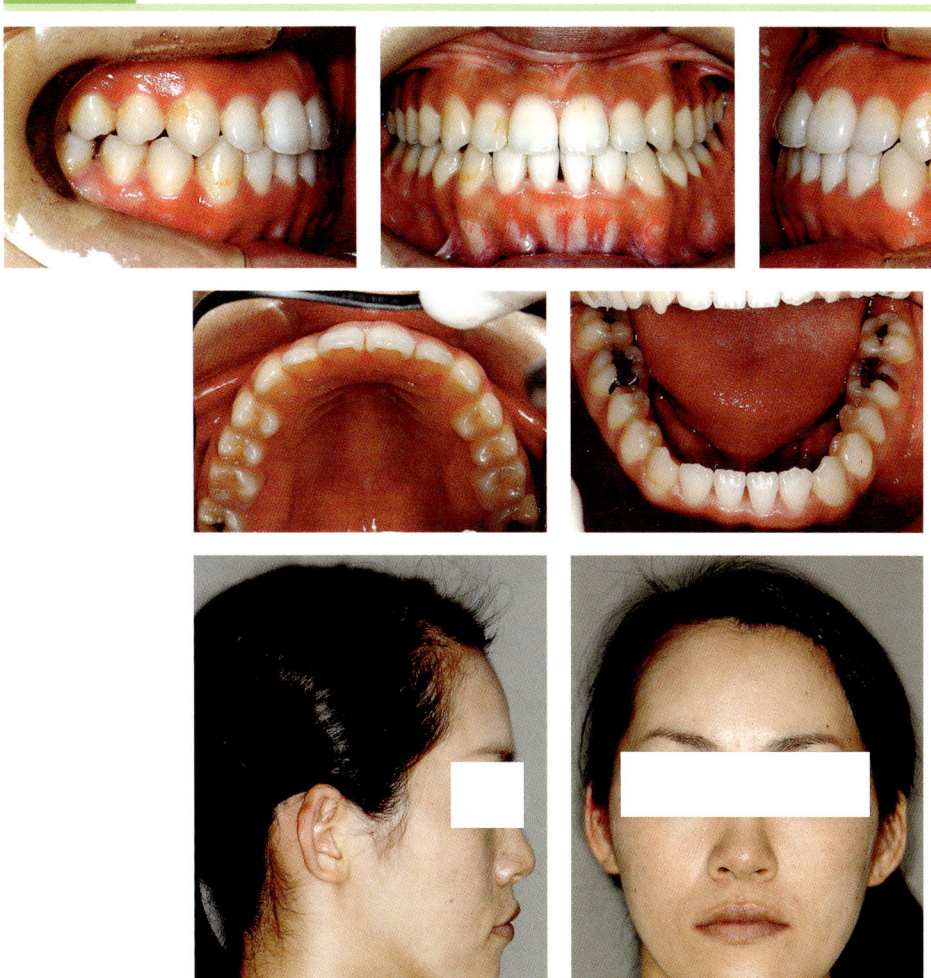

　装置撤去時の口腔内および顔貌である．正中は一致し，良好な咬合がえられた．

　正貌は左右対称となった．このような側方偏位症例では，咬合平面の側方傾斜の改善が，顔貌の改善の鍵となる．また，片側咬みの習慣があるため，術後に relapse が起きやすい．習癖の顎変形への影響を十分に説明し，習癖除去に努力していただく必要がある．上顎のリテーナーの床部に下顎犬歯咬頭頂の圧痕をつけておき，顎位を誘導するなどして，習癖除去の動機付けを行うとよい．

第 7 章 臨床例

治療後

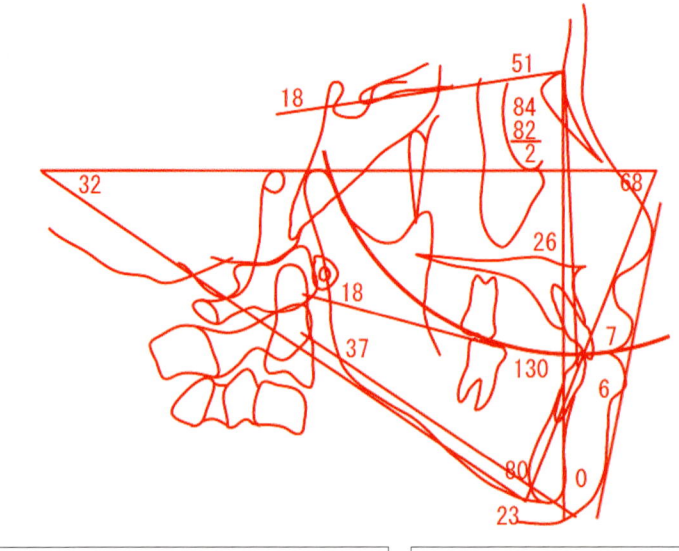

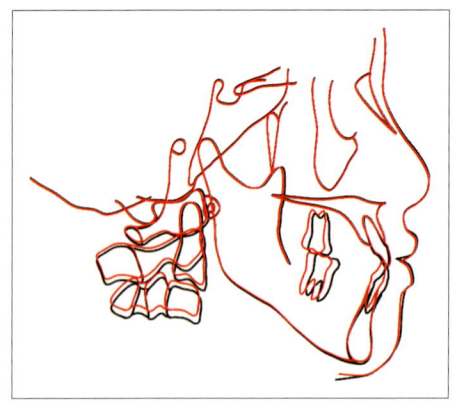

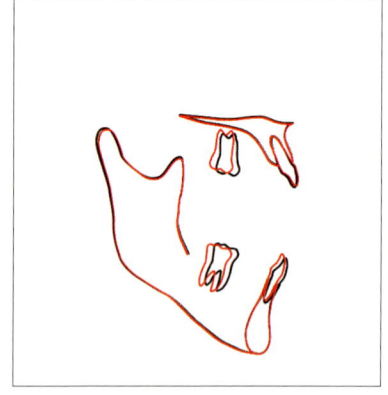

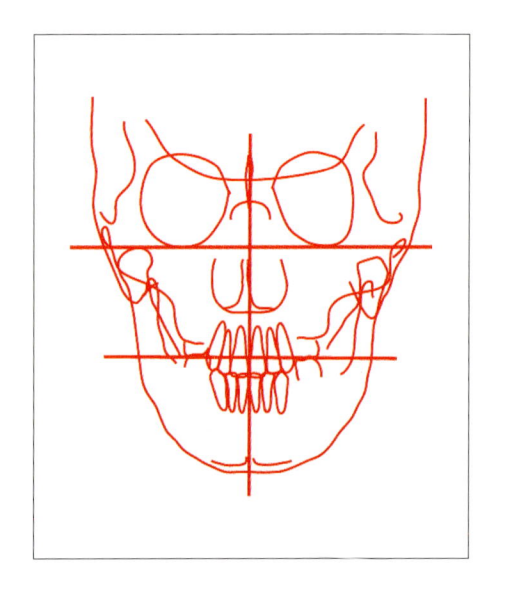

　側面セファログラムの骨格系計測項目に大きな変化はみられない．

　本症例では，左側上顎大臼歯の遠心移動を行ったが，反作用は最小限に抑えられ，上顎前歯の歯軸はほぼ維持されている．下顎については，Ⅲ級顎間ゴムの影響により，歯列がわずかに遠心に移動した．

　PA セファログラムより，第一大臼歯高径の左右差は是正され，骨格も共に左右対称となったことが確認された．

case 3

　顎が曲がっていることを主訴に来院した24歳の男性である．上顎歯列の正中線は顔貌の正中に一致するが，下顎が右側に約4mm偏位していた．右側 Angle's Class Ⅰ，左側 Angle's Class Ⅲ，下顎側方偏位を伴う顎変形症と診断した．

　顔貌写真より，下顔面部の右側側方偏位がみられる．

術　前

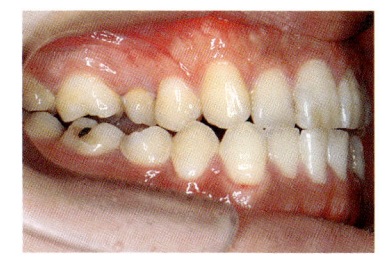

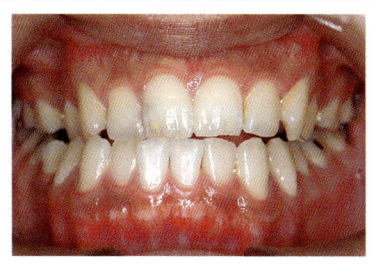

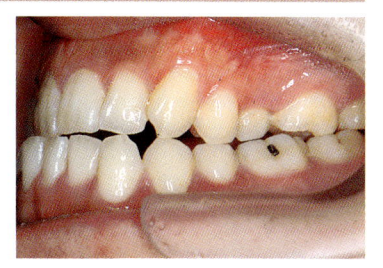

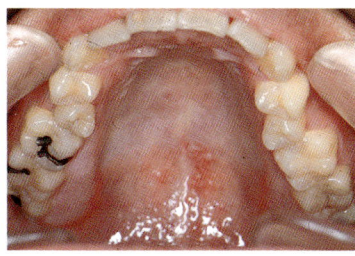

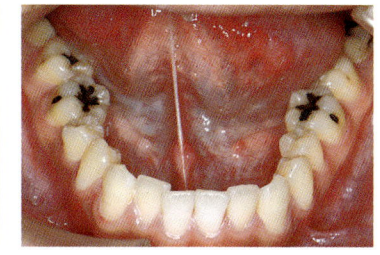

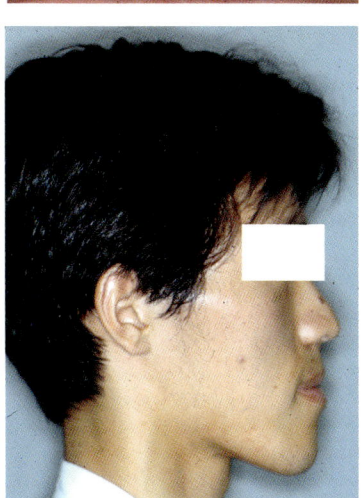

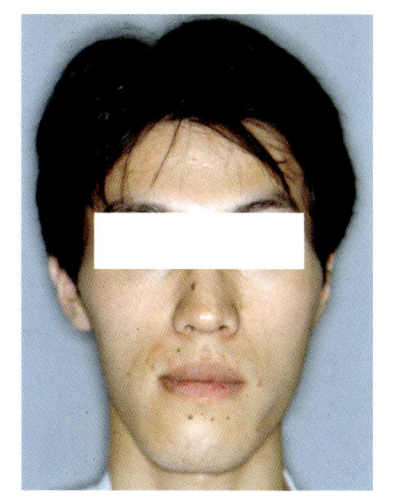

第7章　臨床例

━━━ 術　前

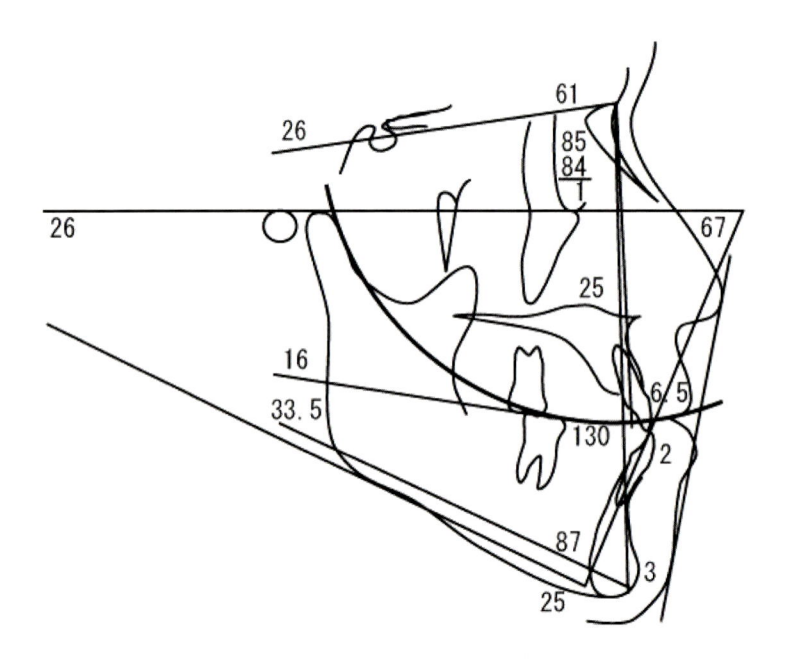

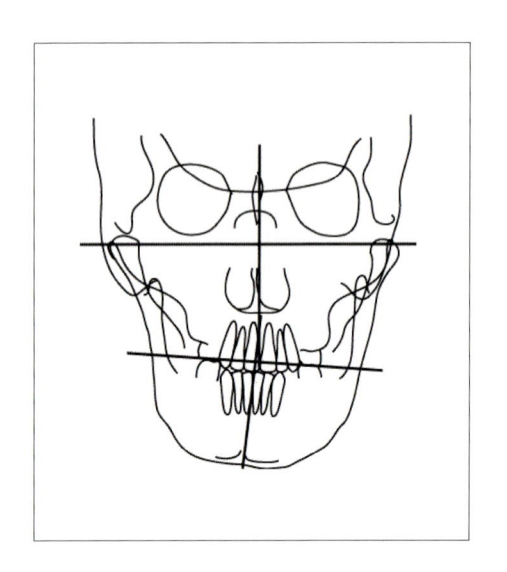

OCLine より，咬合平面はやや下方に位置するが，垂直的に大きな問題はないようである．PA をみて明らかのように上顎骨の変形は少ない．上顎前歯の正中は顔面の正中に一致するが，下顎骨が右側にシフトしている．上顎大臼歯の高さには左右差があり，咬合平面は，左側が下方向に傾斜している．

治療中

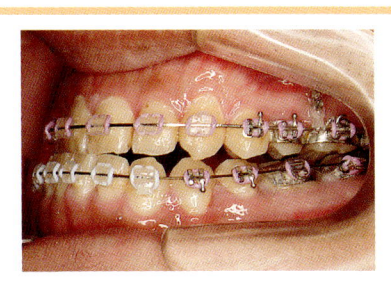

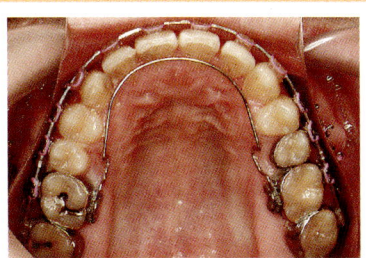

　このような症例に下顎のみの外科手術を行っても，顔貌の対称性をえることは困難である．よって上顎にもアプローチして，上顎咬合平面のシンメトリーをえた後，下顎にアプローチする必要がある．case 2 と同様に，本症例においても上顎骨の変形が軽度で，上顎大臼歯の高さの差が 3mm 程度であったことから，上顎については外科手術を行わず，ISA により咬合平面の傾斜を是正し，下顎骨のみに外科手術(S.S.R.O.)を適用することとした．

　左側の臼歯部を圧下するため，左側第二小臼歯と第一大臼歯歯根間に ISA を埋入した．圧下量を考慮して，ブラケットから 8〜10mm のやや深い位置に埋入する．口蓋側には，右上図のようにリンガルアーチまたはトランスパラタルアーチを装着して舌側咬頭が取り残されるのを防ぐ必要がある．圧下にはチェーンエラスティックを使用した．

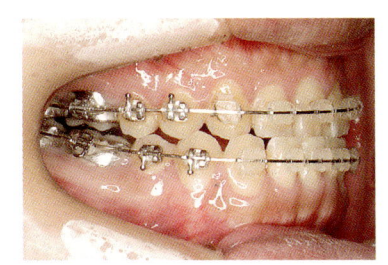

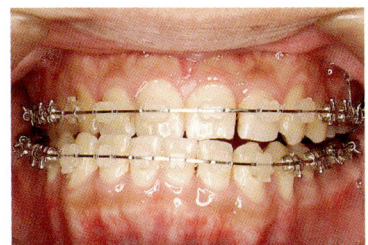

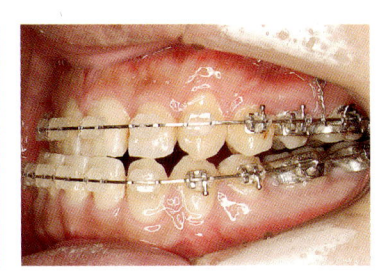

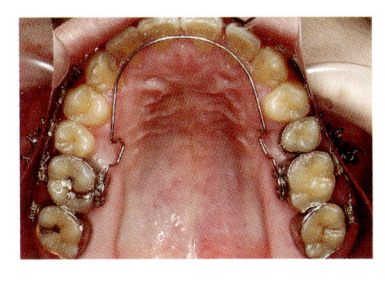

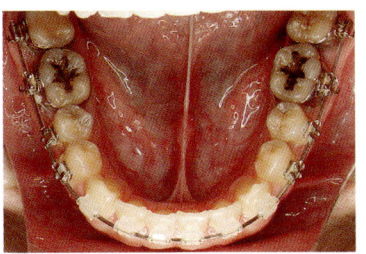

　上図は手術前の口腔内である．
　フェースボウトランスファー，および PA セファログラムによって左右上顎大臼歯の高さが是正されたことを確認した．圧下した左側大臼歯の垂直高径が維持されるように，左側のミニインプラントとアーチワイヤーとを結紮しておいた．

治療後

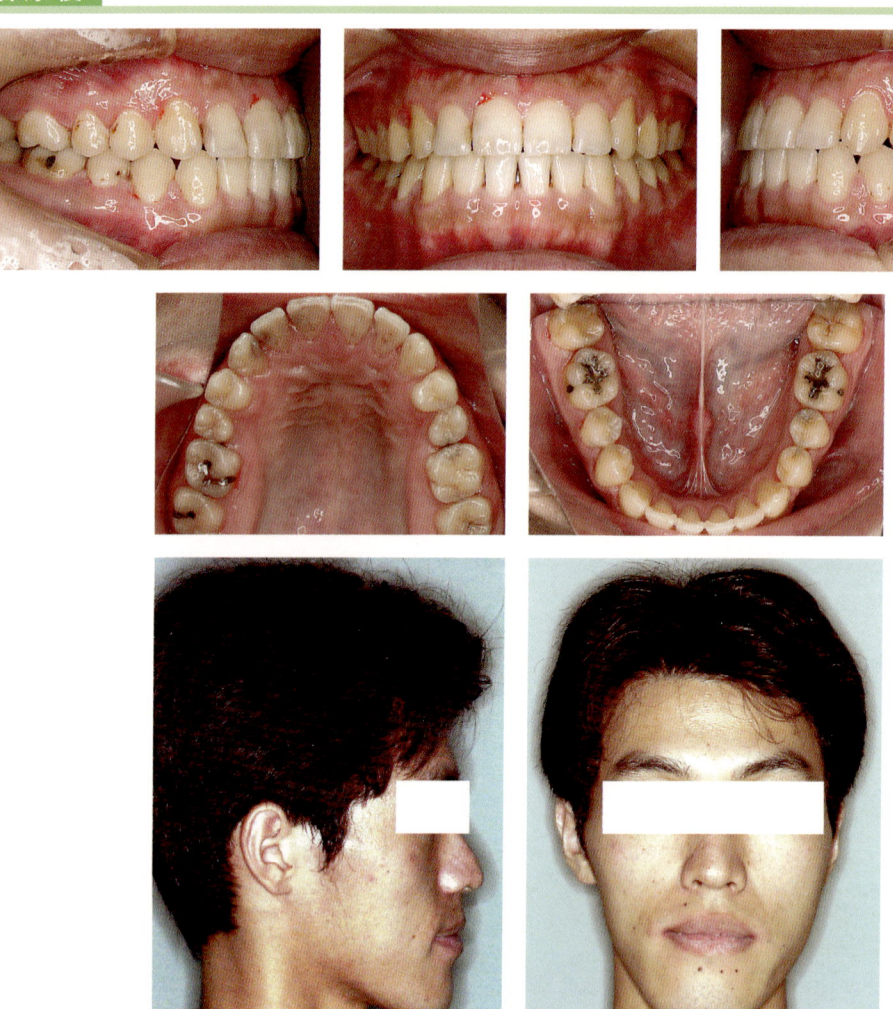

　装置撤去時の口腔内写真を以下に示す．良好な咬合関係がえられた．
　側貌の突出感は適正で，正貌はほぼ左右対称となった．

IV. Surgical Cases — case 3

■ 治療後

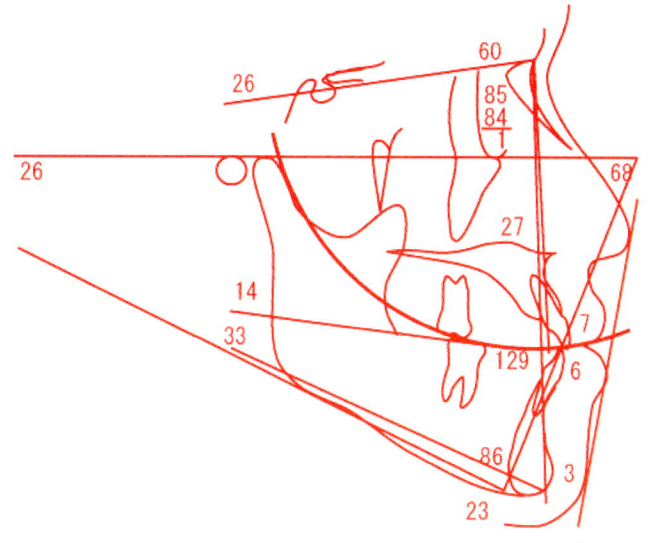

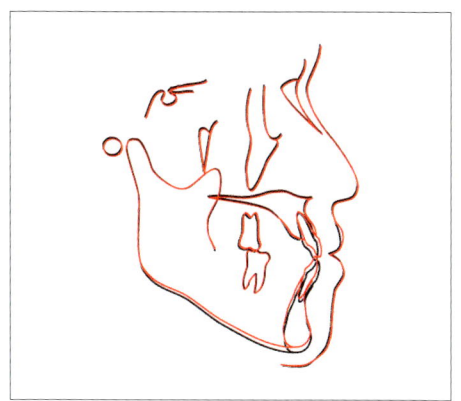

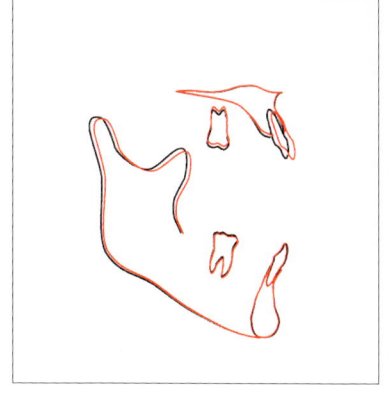

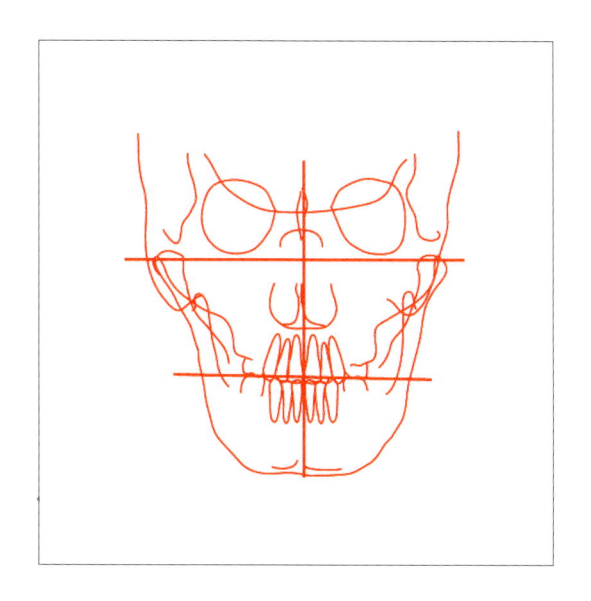

術後，咬合平面は OCLine 上に位置した．上顎前歯の唇側傾斜と下顎骨のわずかな後上方への移動がみられ，バランスのとれた側貌となった．

PA セファログラムより，咬合平面の側方傾斜は是正され，外科手術によって下顎骨のアシンメトリーも改善されて対称な正貌をえることができた．

第 7 章　臨床例

V．Minor Tooth Movement

case 1

　ミニインプラントの Minor Tooth Movement（MTM）への応用は，臨床上極めて有効である．MTM に ISA を利用する際には，Indirect Anchorage Method を用いるのが患者への負担も少なく，最も効果的で優れた方法である．以下の症例は，第一大臼歯の欠損によって第二大臼歯が近心傾斜した症例（48歳，女性）である．同歯をアップライトした後，近心移動を行った．

　まず，第一・第二小臼歯間に ISA を埋入し，アバットメントを利用して第二小臼歯を固定した（第 3 章 ISA の埋入手技 －Indirect Anchorage Method－，p.25 参照）．

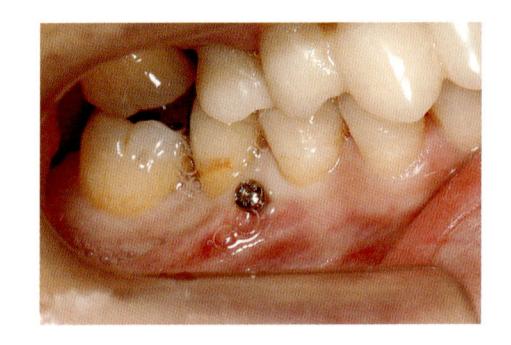

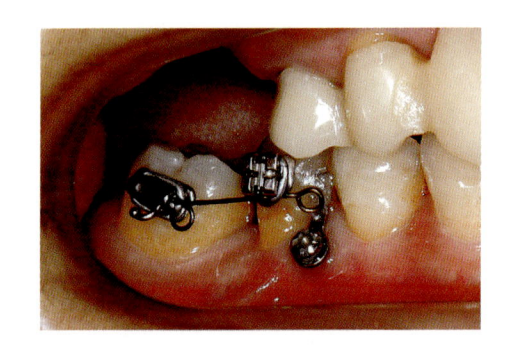

　2 ヵ月でほぼアップライトが完了した．第二小臼歯に移動はみられず，絶対的固定源となった．

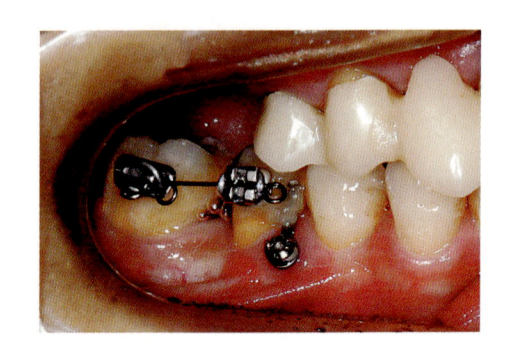

　次いで，チェーンエラスティックを用いて第一大臼歯を近心に移動した．
　なお，小臼歯 1 歯を固定源として大臼歯を移動すると，ISA の負担が過大となることがあるので，本症例の場合，第一小臼歯にもブラケットを装着し，ワイヤーを通しておく方がよい．

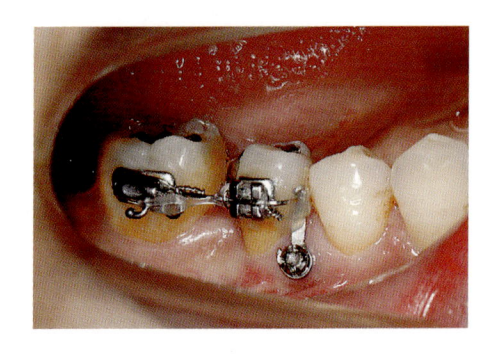

case 2

　本症例は15歳の女子で，左側下顎第二大臼歯の近心傾斜がみられる症例である．最近，こういった若年齢の患者をよくみかけるようになった．このような症例では第三大臼歯の埋伏と近心傾斜がみられることが多い．本症例においても例に漏れず第二大臼歯の上に第三大臼歯がもたれるように位置していたため，第三大臼歯を抜去した後，Indirect Anchorage Method を適用した．

　同様にアバットメントを利用して第一大臼歯を固定した後，第一・第二大臼歯にブラケットを装着して第二大臼歯のアップライトを行った．

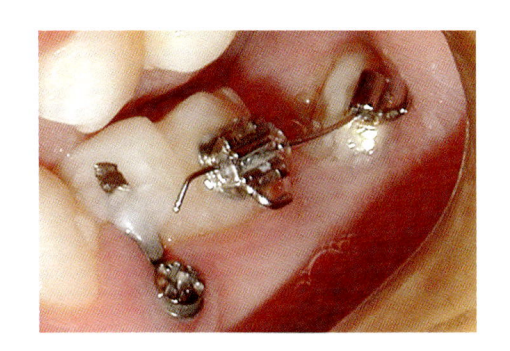

　Indirect Anchorage Method を適用すると，目的とする移動を非常に早く行うことができる．

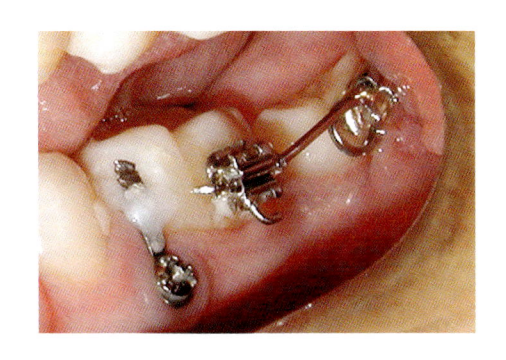

　若年齢ということもあって移動が早く，左図の状態から右図の状態までの期間は約2ヵ月であった．

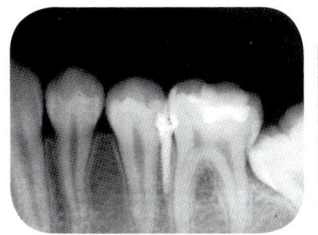

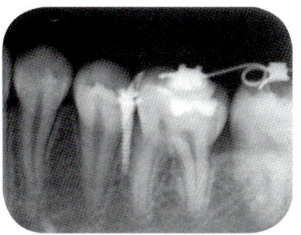

case 3

補綴前準備として第二小臼歯の頬側への移動を依頼された症例(40歳，女性)である．第一大臼歯を Indirect Anchorage Method にて固定し，レベリングを行った．

ISA 埋入時の口腔内である．

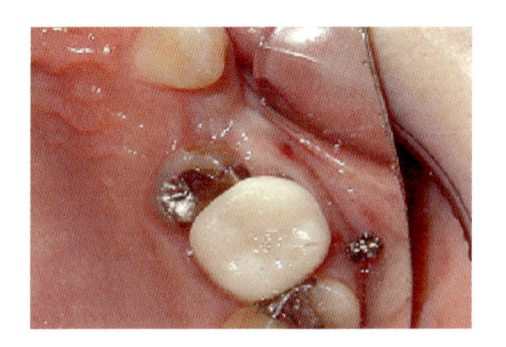

アバットメントを介して ISA と第一大臼歯を固定し，第二小臼歯の頬側移動を行った．

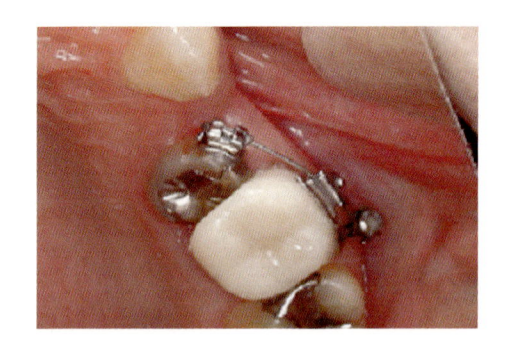

頬側への移動は約 2 ヵ月で完了した．第二大臼歯との位置関係から第一大臼歯に移動はみられないことが明らかである．

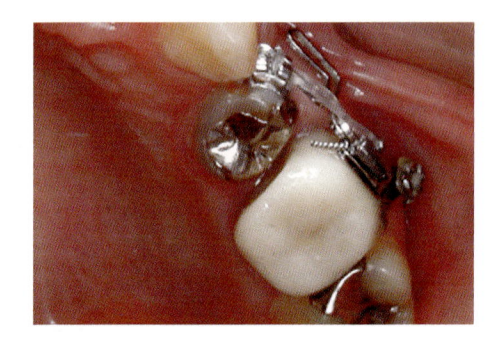

case 4

補綴前準備のために第二小臼歯の近心移動を依頼された症例(60歳，男性)である．第一小臼歯の遠心直下に ISA を埋入した．

ISA の埋入部位には，特に決まりはなく，エックス線診査によって骨量が十分にある部位に埋入する．

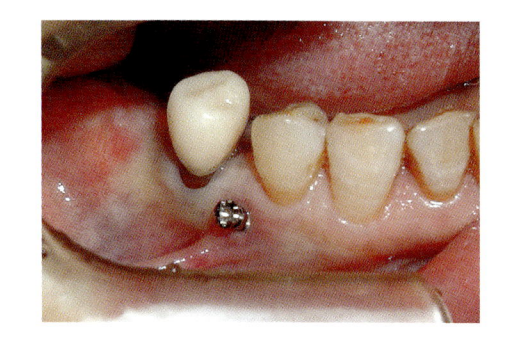

Indirect Anchorage Method により第一小臼歯を固定し，第二小臼歯の近心移動を行った．

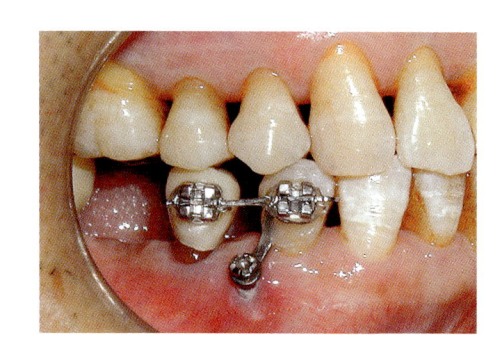

近心移動完了時の口腔内である．約2ヵ月で完了した．第一小臼歯に遠心への移動はみられない．

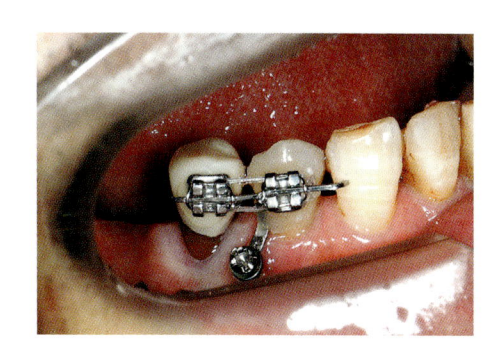

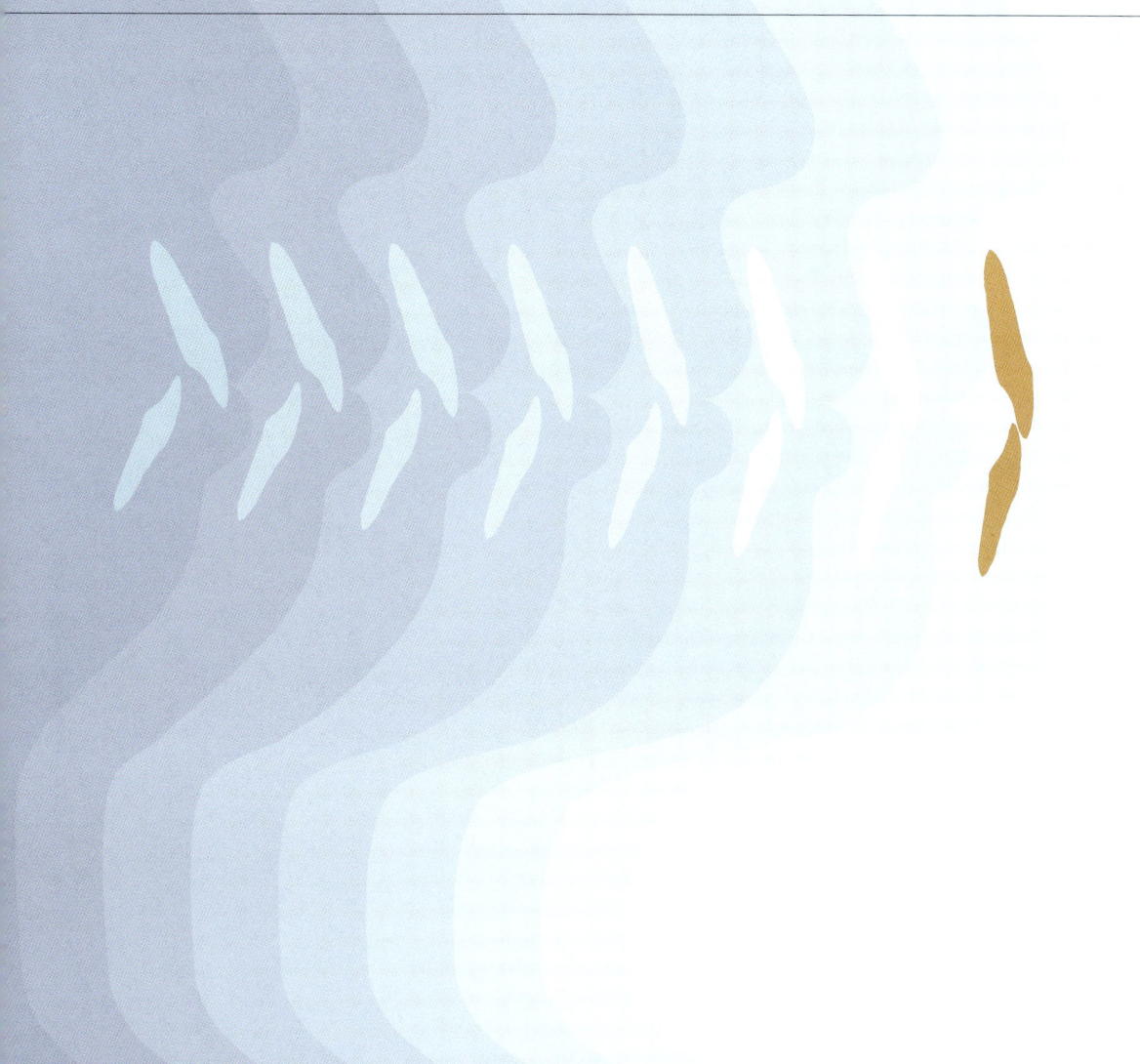

第 8 章

第8章
Q&A よくある質問

効率的な歯の移動と埋入部位について

Q 1　Bimax.やⅡ級の症例で非抜歯での治療を行いたいのですが，効率よく遠心移動するにはどこに埋入するのがよいでしょうか？

Q 2　大臼歯をGMDなどで遠心移動した後にアンカーを用いて前歯のリトラクションを行う場合の埋入位置は？

Q 3　埋伏歯牽引時の効果的な方法は？

Q 4　歯槽部とキーリッジ部両方に埋入することはありますか？

Q 5　前歯圧下のために前歯根尖部に埋入できますか？

Q 6　ISAを用いた下顎臼歯の遠心移動方法を教えてください．

Q 7　上顎臼歯遠心移動のフォースシステムは？

Q 8　上顎臼歯部の側方拡大と圧下は同時にできますか？

Q 9　ISAからの顎間ゴムの適用は可能でしょうか？

Q 10　下顎前歯歯根間にISAを埋入し下顎4前歯を圧下できますか？

Q 11　臼歯の近心移動に有効な方法は？

Q 12　どの程度の治療期間の短縮が期待できますか？

Q 13　ブラケットや手技の違い(例えばスタンダードorストレート)はありますか？

Q 14　開咬の改善には，上顎のみでなく，下顎にもアンカーを埋入して下顎臼歯の挺出を抑える必要があると聞きましたが，その点についてのご意見は？

感染予防，処方，メンテナンスについて

Q 15　埋入手術後の投薬について教えてください．

Q 16　ブラッシング等の注意事項について教えてください．

Q 17　術前投薬は必要ですか？

偶発症について

Q 18　ISA を用いて牽引中に起こるトラブル，特に炎症，根への接触，脱離，破折等に対する対処法について教えて下さい．

Q 19　ドリング時またはスクリューの埋入過程で歯根への接触はわかりますか？

Q 20　今までに経験された偶発症は？

Q 21　歯が移動してきてインプラントに当たったときに歯根吸収を起こすようなことはありますか？

Q 22　臼歯を圧下したときの顎関節への影響はありませんか？

Q 23　ISA 埋入時および撤去時の破折の可能性はありますか？

Q 24　アバットメントのみが脱落することはありますか？

Q 25　圧下量が大きいと歯周ポケットが深くなるようなことはありますか？

Q 26　キーリッジ埋入時に上顎洞炎になる危険性はありますか？

Q 27　ISA の禁忌症例はありますか？

歯根吸収について

Q 28　インプラントを用いた矯正治療と従来の矯正治療とで歯根吸収の度合に差はありますか？

インプラント体，器具について

Q 29　右側をドリング後，左側のドリング時にはツイストドリルの滅菌はどうするのですか？

Q 30　ISA の特徴，他製品との違いを教えてください．

Q 31　6 mm の ISA はどんなときに使用しますか？

Q 32　上顎５６間の口蓋側歯槽部に埋入する際の使用例は？　また，アンカーの長さや挿入方向は？

Q 33　使用したインプラントの滅菌，洗浄などは可能でしょうか？

Q 34　皮質骨との接触状態が安定性に影響すると思われるので，すべて 4 mm の ISA で対応できるのでは？

Q 35　インプラント体とツイストドリルの滅菌方法は？

Q 36　ツイストドリルは何回位使用可能でしょうか？

Q 37　Self Drilling の優位性についてどのようにお考えですか？

埋入および撤去時の注意

Q 38　抜歯症例において ISA の埋入は抜歯前に行いますか？　抜歯後に行いますか？

- Q39 口蓋歯槽部に埋入するときの注意点は？
- Q40 埋入方向が悪く，再度ドリリングしなおすとき，同じ埋入孔を利用して方向を変えることはできますか？
- Q41 部位別の麻酔量を教えてください（前歯部，臼歯部，キーリッジ部）
- Q42 ドリリング時に注水下で行うとのことですが，冷却水を使用したほうがよいですか？
- Q43 ISAを埋入してみたのですが硬くて途中までしか埋入できません．このようなときはどうすればよいですか？
- Q44 ISA撤去時の麻酔量，手技，注意点について教えてください．
- Q45 動揺しているインプラント除去時の注意点は？

適応年齢について

- Q46 もっとも若年齢で埋入したのは何歳ですか？　年齢による成功率に差はありますか？
- Q47 口蓋正中に埋入するときの年齢にたいする配慮は？
- Q48 最高何歳位まで使用可能でしょうか？

牽引力

- Q49 インプラントの維持力が経時的に弱くなるようなことはありますか？
- Q50 牽引力はどのように設定しますか？
- Q51 どのくらいの力まで耐えられますか？

ISAの脱落について

- Q52 脱落の可能性と即時荷重とは無関係なのでしょうか？
- Q53 脱落時，再埋入するとき，どの位の期間待ちますか？
- Q54 脱落して再度埋入するとき，別の埋入孔を形成する必要がありますか？
- Q55 脱落率の部位による差，性差はありますか？
- Q56 インプラント脱落の原因は？
- Q57 使用中にインプラントが傾くことはないですか？　また，そのようなときの対処法は？

移動量の限界

- Q58 歯の圧下量の限界は何mmくらいですか？　上下顎に差はありますか？　また，年齢差は？
- Q59 上顎臼歯を2mm圧下するのにどのくらいの期間がかかりますか？

診断

Q60 パントモエックス線写真での埋入位置の確認は有効ですか？

Q61 OCLine での前歯の圧下量の設定ですが，Lip line に対しての前歯の露出度を考えた場合に少し上方に設定されてしまうように思うのですが．

Q62 歯根間距離の測定方法は？　また，何mm 以上で埋入可能ですか？

患者への説明，インフォームドコンセントについて

Q63 歯根損傷，上顎洞炎，破折の危険性について説明しますか？

Q64 破折した場合の患者への説明は？

Q65 患者さんへの料金設定は？

Q66 撤去後に空いた穴は綺麗に治りますか？

後戻りについて

Q67 開咬症例において，インプラントによる大臼歯の圧下のみで改善できますか(前歯に垂直ゴムは必要？)？　また，後戻りはいかがでしょうか？

Q68 インプラント矯正における術後の安定性はいかがでしょうか？　保定期間に差がでますか？

Q69 圧下した前歯の後戻りはありますか？

筋機能について

Q70 開咬症例では，機能的な原因もあると思うのですが，従来のように前歯を挺出させて治したときと，ISA を用いて臼歯を圧下して治した場合とで，筋機能の適応に差はありますか？

Q71 APNF 療法について詳しく教えてください．

第8章　Q＆A　よくある質問

Answers to FAQ

効率的な歯の移動と埋入部位について

Q1　BimaxやⅡ級の症例で非抜歯での治療を行いたいのですが，効率よく遠心移動するにはどこに埋入するのがよいでしょうか？

A1　ISAを含めたスクリュータイプのアンカーは非抜歯治療を目的とした遠心移動には不向きです．ただし，下顎については，長さ6〜8mmのISAを第二大臼歯遠心の頬側棚に植えてアバットメントを介して歯列全体を牽引することができます．上顎についてはプレートタイプのアバットメントを使用してキーリッジ部に埋入し，犬歯の近心または遠心のワイヤーにフックを付けて，チェーンエラスティック等で歯列全体を遠心移動することができます．

Q2　大臼歯をGMDなどで遠心移動した後にアンカーを用いて前歯のリトラクションを行う場合の埋入位置は？

A2　大臼歯を遠心移動した直後の歯槽部の骨は幼若なため，脱落が起こりやすくなります．口蓋の正中に埋入してTPA等を介して連結する方法がよいと思います．

Q3　埋伏歯牽引時の効果的な方法は？

A3　もっとも有効な方法はIndirect Anchorage Methodです．正常に萌出している歯にアバットメントを介して固定し，通法に従ってブラケットを歯に装着し，牽引，レベリングを行います．

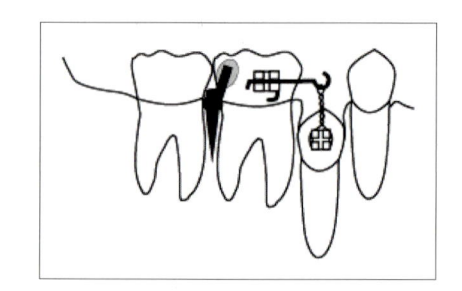

Q4　歯槽部とキーリッジ部両方に埋入することはありますか？

A4　もちろん両方に埋入することは可能ですが，ほとんどの場合，歯槽部のみの埋入で十分な固定源となります．キーリッジに埋入するメリットは前歯の圧下および後方移動ですので，ガミースマイルの抜歯症例に適応されます．

Q5　前歯圧下のために上顎前歯根尖部に埋入できますか？

A5　上顎前歯根尖部に埋入するときは，圧下量＋αの余裕を持って深い位置に埋入する必要があります．レントゲン上で根尖の2〜3mm上方を埋入点とし，斜め上方に30°程度傾けて埋入します．また，側切歯と犬歯歯根間の間隙が十分あるときは，左右の側切歯，犬歯間歯槽部にISAを埋入してワイヤーから圧下力をかけることができます．

Answers to FAQ

Q6 ISA を用いた下顎臼歯の遠心移動方法を教えてください．

A6 Q1でも述べましたが，6〜8 mm の ISA を頬側棚に埋入し，長いアバットメントを利用して先端部を粘膜から出して，そこから犬歯付近につけたフックにチェーンを掛けるなどして歯列全体を遠心移動します．ただし，下顎臼歯の根尖部の遠心移動は難しく，主に遠心傾斜となります．

Q7 上顎臼歯遠心移動のフォースシステムは？

A7 以下の3通りの方法があります．

① Tweed 法に準じた方法

右図に示すように J-hook ヘッドギアの代わりに，キーリッジ部に埋入した ISA を固定源とする方法です．第二大臼歯をバルバスループで遠心に移動した後，コイルスプリングを用いて第一大臼歯を遠心に移動します．このとき反作用により上顎前歯が前上方にフレアするので，アップダウンとⅡ級ゴムを併用します．

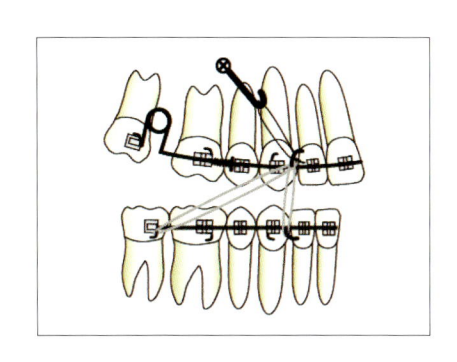

② Plate type abutment を用いる方法

右図のような Plate type abutment を利用します．この方法では犬歯の近心または遠心のワイヤーにフックを付けて，チェーンエラスティック等で歯列全体を遠心移動することができます．

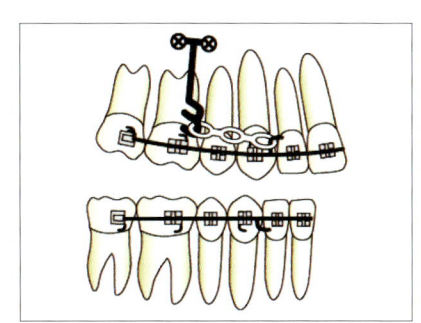

③ 口蓋に埋入する方法

口蓋正中部に埋入し，図Bのように TPA にフックを付けてチェーンエラスティック等で遠心移動することも可能です．また，図Aのように ISA ヘッドの0.022スロットを利用する方法もあります．詳細は第4章埋入部位の検討（p.40〜41）をご覧下さい．

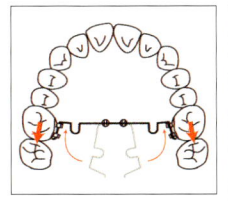

図A

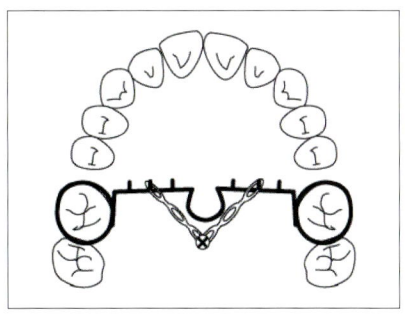

図B

Q8 上顎臼歯部の側方拡大と圧下は同時にできますか？

A8 拡大時の頬側歯槽骨のremodelingによるISAの脱落の可能性があるので，私の場合は，急速拡大によって側方に拡大した後，拡大装置をつけたままでISAを利用して圧下移動しています．これにより臼歯は，頬側傾斜することなく圧下移動します．

Q9 ISAからの顎間ゴムの適用は可能でしょうか？

A9 もちろん可能です．

Q10 下顎前歯歯根間にISAを埋入し下顎4前歯を圧下できますか？

A10 下顎前歯歯根間の距離が十分に開いていれば可能です．この場合，圧下力をかけるとリンガルルートトルクがかかりますので，慎重なトルクの調整が必要です．

Q11 第二小臼歯を抜歯して，大臼歯を近心移動するときの有効な方法は？

A11 Indirect Anchorage Methodによって第一小臼歯を固定し，大臼歯を近心移動するのがもっとも効率的な方法です．

Q12 ISAの利用により，どの程度の治療期間の短縮が期待できますか？

A12 正確にはわかりませんが，平均的には3ヵ月位の短縮になるのではないかと考えています．

Q13 ブラケットや手技の違い(たとえばスタンダードorストレート)はありますか？

A13 本書ではスライディングメカニクスについて多く述べましたが，もちろんスタンダードブラケットに使用することができます．従来の方法で用いているヘッドギアの代わりにISAを使用し，患者の協力度に依存しない治療を行うことができます．テクニックの違いにかかわらず，犬歯の遠心移動や前歯の後方移動の際の固定源に，ISAを利用してください．

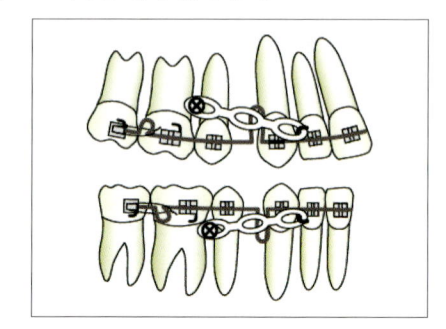

Q14 開咬の改善には，上顎のみでなく，下顎にもアンカーを埋入して下顎臼歯の挺出を抑える必要があると聞きましたが，その点についてのご意見は？

A14 下顎についてはアンカーを用いたとしても2mmを超える圧下は難しく，現実にはほとんどの場合，挺出が抑制される程度です．私の経験では，下顎についてはアンカーを用いなくても，リンガルアーチを入れておくと臼歯の挺出が抑制でき，多くの場合，上顎臼歯のみの圧下で開咬が改善します．重度の開咬で，改善に時間がかかるような時は，下顎へのISAの埋入を検討します．

感染予防，処方，メンテナンスについて

Q15 埋入手術後の投薬について教えてください．

A15 炎症の起こりにくい付着歯肉部であっても必ず抗生物質と鎮痛剤の処方が必要です．
右表に処方の一例を挙げます．

フロモックス100mg	内服　3 T 3 × n.d.E（食後）　3日分
ロキソニン60mg	頓服　1 T 1 ×疼痛時　2回分
ネオステリングリーン40ml	外用　2本 毎食後含嗽

Q16 ブラッシング等の埋入後の注意事項について教えてください．

A16 埋入後2週間はインプラントに負荷がかからないように注意してもらいます．この間は，歯ブラシも強く当てないように指導し，ネオステリングリーン®やコンクール®等の含嗽剤を使用していただきます．2週間が経過したら，コンクール®を歯ブラシに付けて，インプラント周囲をゆっくりと磨くように指示すると炎症が抑えられます．

Q17 術前投薬は必要ですか？

A17 特に必要ありませんが，Plate type を使用するときは，外科的侵襲が大きくなるので前投薬を行ってもよいでしょう．またこの場合，術後の投薬量も増やします．抗生物質は4日分，鎮痛剤は4回分処方します．

偶発症について

Q18 ISA を用いて牽引中に起こるトラブル，特に炎症，根への接触，脱離，破折等に対する対処法について教えて下さい．

A18 炎症は付着歯肉部に埋入した場合はほとんど起こりませんが，可動粘膜に埋入した場合は炎症が起こりやすいので十分なブラッシング指導が必要です．炎症が強く出て痛みを伴う場合は，抗生物質を処方します．歯根への接触が起きたら，ただちに埋入位置を少し変えて再埋入します．軽い接触程度であれば歯根膜炎を起こして2～3日咬合痛がでる場合がありますが，その後はセメント質の修復が起こり，臨床上なんら問題が出ることはありません．ISA の脱落は，部位により10％程度の割合で起こります．脱落したときは，埋入位置を変えて再度埋入します．ISA の破折については，歯根に接触しているのに無理に埋入しようとしたり，誘導孔の方向と異なる方向に無理に埋入しようとすると先端部が破折する危険性があります．これは口蓋や第一大臼歯の遠心に直のドライバーを用

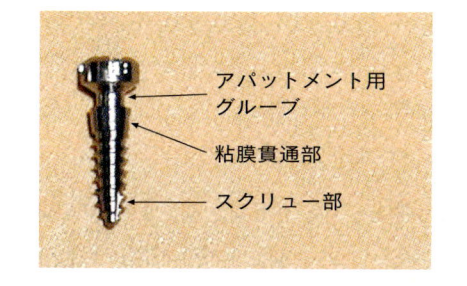

いたときに発生しやすくなりますので，口蓋には口蓋用の小型ドライバーを使用してください．またISAの場合，オーバートルク等によって万一破折強度に達した場合であっても，安全のためアバットメントグループの部分で破折が起こり，スクリュー先端部に破折が起こりにくい構造になっています．破折した場合は粘膜貫通部を除去用のホープライヤーで把持しながらネジを逆回転させて緩めると簡単に除去できます．ネジ頭部のドライバー嵌合部が崩れてしまったようなときもこの方法で容易に除去できます．埋入直後は硬くて外れない場合でも，1ヵ月以上経過すると除去しやすくなります．

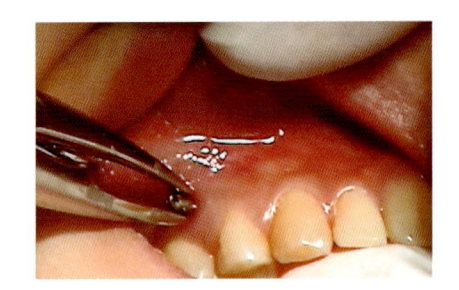

Q19 ドリリング時またはスクリューの埋入過程で歯根への接触はわかりますか？

A19 麻酔量を0.3ccほどにして歯根膜の知覚を残すようにしておくと，根接触時に疼痛が生じるので歯根への接触を知ることができます．また，ドリリング時に歯根に接触すると，強い抵抗感を手指に感じるのでわかります．この場合は，埋入位置を少しずらして再度ドリリングします．

Q20 今までに経験された偶発症は？

A20 キーリッジ部に埋入した際に，血色素の沈着により頬部の皮膚が黄色くなることがありますが，すぐに吸収されて消失するので心配ないことを伝えておきます．また，ドリリングによって形成した埋入孔にエアーをかけると，気腫ができる危険性がありますのでサクションチップかガーゼで血液をとるようにしてください．

Q21 歯が移動してきてインプラントに当たったときに歯根吸収を起こすようなことはありますか？

A21 確かに歯が移動してインプラントに接触するときがありますが，少なくともレントゲン上では歯根吸収が起きるような所見はみられませんし，インプラントを除去すれば臨床上問題が出ることはありません．

Q22 臼歯を圧下したときの顎関節への影響はありませんか？

A22 開咬症例では，下顎頭を中心に反時計方向に下顎骨が回転して開咬が改善されますので，特に影響がでるようなことはありません．術後の咬合状態を安定化させることが顎関節の保護に繋がります．

Q23 ISA埋入時および撤去時の破折の可能性はありますか？

A23 Q18で述べたように，不適切な使用による破折はいくつか報告されています．ドリリング

が不十分であったり，歯根に接触してもなお埋入しようとしたり，埋入方向が誘導孔の方向とずれていたりすると破折の危険性があります．ISAの撤去時は，ネジをドライバーで逆回転させることにより，ほとんどストレスなく容易に除去できますので，撤去時の破折は考えられません．もし撤去時に先端部が破折していたようなときは，埋入時の不適切な使用により，すでに破折していたものと考えられます．

Q24 アバットメントのみが脱落することはありますか？
A24 ISAヘッド部に専用プライヤーを用い，挟んで固定すれば，とれるようなことはありません．

Q25 圧下量が大きいと歯周ポケットが深くなるようなことはありますか？
A25 上顎前歯口蓋側のポケットが深くなるときがありますが，ほとんどの場合ブラッシング指導で改善します．

Q26 キーリッジ埋入時に上顎洞炎になる危険性はありますか？
A26 ミニインプラントの場合，直径が小さく侵襲が小さいので，ほとんどその心配はないと考えられます．万一，緑や黄色の鼻水がみられ，鼻水が出る側と同側の埋入部位に痛みがあるようなときは，ただちに口腔外科に受診させるようにしてください．通常，原因となるインプラントを除去すると，症状は緩解します．

Q27 ISAの禁忌症例はありますか？
A27 一般の外科処置の禁忌症に一致します．第三大臼歯抜歯後，小臼歯を抜歯して問題なく治療を開始しているようであれば，すでに大きな外科処置を経験していますので，まったく問題ありません．

歯根吸収について

Q28 インプラントを用いた矯正治療と従来の矯正治療とで歯根吸収の度合に差はありますか？
A28 歯根吸収の後発部位は主に前歯部になります．インプラントを用いた矯正治療では，どうしても前歯の移動距離が大きくなるため，歯根に対するストレスが増加します．近年の報告にあるように，強い持続的矯正力は歯根吸収を助長する結果となります．以前私は，本書の臨床例にもありますが，NiTiコイルスプリングによるスライディングメカニクスを多用していました．その結果，明らかに歯根吸収の度合が増えた感があります．ISAからの牽引は，NiTiコイルを用いるよりも，劣化により矯正力が急激に減弱するチェーンエラスティックを使うか，結紮線によるレースバックを利用した断続的な力を利用する方がよいと考え，最近ではNiTiコイルの使用頻度は減りました．同じ持続的力であってもラ

第8章　Q&A　よくある質問

イトフォースに努めることで，歯根吸収を減らせるという報告もあります．歯根吸収については不明な点が多く，今後しばらくの間はわれわれ矯正医を悩ますものとなるでしょうが，今のところは臨床的なデータを基になるべく吸収を少なくするように努力を続けていくしかありません．

インプラント体，器具について

Q29 右側をドリリング後，左側のドリリング時にはツイストドリルの滅菌はどうするのですか？

A29 私の場合は，2本のドリルは用意しません．埋入手術開始前に口腔内を消毒しますので，特にその必要はないと思います．

Q30 ISA の特徴，他製品との違いを教えてください．

A30 現在，多くのミニインプラントが市場に出回るようなりました．使い勝手や埋入部位に応じて使いやすいものを選択すればよいと思います．ISA の特徴は，多種のアバットメントが用意されていることで，あらゆる場面での使用が前提になっています．また，厚生労働省の認可を受けた製品であることも特徴のひとつです．

Q31 6 mm の ISA はどんなときに使用しますか？

A31 主に口蓋正中部に使用します．

Q32 上顎５６間の口蓋側歯槽部に埋入する際の使用例は？　また，アンカーの長さや挿入方向は？

A32 トランスパラタルアーチ(TPA)を第一大臼歯に装着してフックを鑞着し，チェーンエラスティックにより圧下力を加えたり，舌側矯正の固定源として利用できます．ISA の長さは 8 mm を使用し，挿入方向は，頬側歯槽部と同様にやや傾けて埋入します．

Q33 使用したインプラントの滅菌，洗浄などは可能でしょうか？

A33 使用した ISA の再利用は推奨できません．前回使用時の変形等が考えられるからです．

Q34 皮質骨との接触状態が安定性に影響すると思われるので，すべて 4 mm の ISA で対応できるのでは？

A34 確かに皮質骨との接触状態とインプラントの安定性は密接に関わっています．しかし，ドリリング時のブレによって埋入孔直径が大きくなったり，術後の感染により，皮質骨表層部でのインプラントとの適合度が低下することがあります．このような現象は特に骨の脆弱な部位で問題になります．このとき，長い ISA を用いていれば，海綿骨での維持も

あるため，インプラント体は動揺せず，骨との適合度の回復が期待できますが，4 mm の ISA では皮質骨での維持低下が脱落に直結するため，どうしても成功率が低下します．ただし，皮質骨の硬いキーリッジ部や梨状孔下縁では 4 mm の ISA でも安定します．一方，下顎の歯槽部については，骨が硬いにもかかわらず 4 mm の ISA では安定しません．咀嚼時の外力や感染等が関係しているのかもしれません．文献的にも下顎の方が上顎より成績が悪いという報告があります．下顎でも上顎でも歯槽部は 8 mm の ISA を使用することを推奨します．

Q35 インプラント体とツイストドリルの滅菌方法は？
A35 オートクレーブ滅菌が可能です．使用したツイストドリルは超音波洗浄を行って血液と切削骨を除去してから滅菌します．

Q36 ツイストドリルは何回位使用可能でしょうか？
A36 耐用使用回数は特にありませんが，破折の危険も出てくると思いますので，切れが悪く感じるようになったら交換してください．

Q37 Self Drilling の優位性についてどのようにお考えですか？
A37 Self Drill は埋入操作が容易になるというメリットがありますが，埋入方向を正確に設定することが難しく，歯根を損傷する確率が高くなります．根にあたっても気が付かず，screw が歯髄に到達した例も報告されています．また，Self Drill では周囲骨の圧迫が起こるため，術後の疼痛が起こりやすいという問題もあります．New type の ISA では，Self Drill が可能なように設計されていますが，骨の脆弱な上顎歯槽部で，且つ歯根間距離が十分にあるとき以外は，少なくとも皮質骨を貫通する程度の深さで埋入方向を設定するための誘導孔を形成しておくことを推奨します．エンジンによるドリリングでは，根への干渉が起きたときに明らかにわかりますので，根の損傷は起こりにくいと考えられます．「横着をせず慎重に」，というのが私の考えです．

埋入および撤去時の注意

Q38 抜歯症例において ISA の埋入は抜歯前に行いますか？ 抜歯後に行いますか？
A38 どちらでも構わないと思いますが，ISA は即時牽引が可能なので，抜歯後，レベリングが終了したところで埋入することが多くなります．

Q39 口蓋歯槽部に埋入するときの注意点は？
A39 口蓋歯槽部では，血管の走行が多くありますので，切開を加えず，粘膜上からドリルした方が安全です．

第8章 Q&A よくある質問

Q40 埋入方向が悪く，再度ドリリングしなおすとき，同じ埋入孔を利用して方向を変えることはできますか？

A40 埋入孔が拡大してしまう恐れがありますので，位置を少しずらして（2mm 程度ずらす）埋入孔を形成してください．

Q41 部位別の麻酔量を教えてください（前歯部，臼歯部，キーリッジ部）

A41 前歯，臼歯の上顎歯槽部では0.3cc，下顎歯槽部で0.5cc，キーリッジ部等フラップ・サージェリーを必要とする部位は0.9cc くらいです．

Q42 ドリリング時に注水下で行うとのことですが，冷却水を使用した方がよいですか？

A42 私の場合は，生食水を冷蔵庫で保管しており，これを利用しています．ユニットについているエンジンの注水機構を利用する場合は常温となりますが，それでも十分な冷却効果があります．ただし，フラップ・サージェリーを行うときは生食水を使用してください．

Q43 ISA を埋入してみたのですが硬くて途中までしか埋入できません．このようなときはどうすればよいですか？

A43 上顎歯槽部では Self Drill(New type)または1.0mm の誘導孔を形成することで問題なく埋入できますが，上顎キーリッジ部や下顎歯槽部では骨が硬いので1.3mm 径のツイストドリルを使用してください．特に口蓋正中部では骨が非常に硬いので，1.4mm のドリルを用いてスクリューの長さ分しっかりとドリリングを行ってください．また，口蓋用のラチェット式レンチが用意されていますが，オーバートルクによる破折が起こりやすいので十分に注意してください．詳細は本章の **Q18** および第3章 埋入手技―口蓋部への埋入―(p.26)を参照してください．

Q44 ISA 撤去時の麻酔量，手技，注意点について教えてください．

A44 通常，ISA 撤去時に麻酔は不要です．専用ドライバーにて逆回転させることで撤去できます．初期に少し硬いことがありますが，スクリュー部にテーパーがあるために一度緩めば後は簡単に除去できます．

Q45 動揺しているインプラント除去時の注意点は？

A45 動揺があって除去するときは，0.2cc ほどの少量の麻酔をして撤去します．

適応年齢について

Q46 もっとも若年齢で埋入したのは何歳ですか？ 年齢による成功率に差はありますか？

A46 私の経験では，11歳というのが最低年齢で，若年齢でもミニインプラントを安定して使用

することができます．ただし，即時牽引を行うと，若年齢では骨代謝が活発なため，脱落しやすくなりますが，ある程度の治癒期間を置けば，成人と変わらないか，それ以上の安定性をえることができます．私の場合，20歳以下では1ヵ月以上，15歳以下では少なくとも3ヵ月の治癒期間を置いてから牽引力を掛けています．低年齢では，抜歯と同時か装置装着前に埋入しておくと，ISAを使用する時期まで治癒期間をおくことができます．

Q47 口蓋正中に埋入するときの年齢に対する配慮は？
A47 口蓋正中縫合は成人でも癒合していないことがありますので，年齢に関わらず考慮すべき点があります．急速拡大装置を用いて拡大を行った場合，主に前方部が拡大し，大臼歯部はほとんど拡大しません．すなわち，前方部では離開しやすく，後方部では安定しているということです．経験的にも，正中縫合部の前方に埋入したときの方が脱落しやすく，後方では安定することが多いようですが，25歳以下の女性では後方に埋入する場合も正中縫合をわずかに避けた方がよいようです．

Q48 最高何歳くらいまで使用可能でしょうか？
A48 60歳というのが最高齢で Indirect Anchorage Method を利用して Minor Tooth Movement を行った症例があります．

牽引力

Q49 インプラントの維持力が経時的に弱くなるようなことはありますか？
A49 まれに感染を起こして数ヵ月経過してから脱落することはありますが，脱落するようなときは通常，1ヵ月以内に起こります．しっかりと固定されたISAの維持力が経時的に低下するようなことはありません．

Q50 牽引力はどのように設定しますか？
A50 従来の矯正治療と同等です．1～2N（約100～200gf）になると思います．埋入直後に使用するときは1N程度に抑えて使用しています．

Q51 どのくらいの力まで耐えられますか？
A51 ラットを用いた実験では，5N（約500gf）以上の力にも十分耐えることができましたが，臨床的には3N程度までなら十分耐えられると思います．

ISAの脱落について

Q52 脱落の可能性と即時荷重とは無関係なのでしょうか？

A52 Q46に述べたように低年齢においては関係がありますが，成人では無関係です．

Q53 脱落時，再埋入するとき，どの位の期間待ちますか？

A53 通常，動揺したISAを撤去すると同時に再埋入を行っています．

Q54 脱落して再度埋入するとき，別の埋入孔を形成する必要がありますか？

A54 埋入孔が大きくなっていますので，別の埋入孔を形成する必要があります．

Q55 脱落率の部位による差，性差はありますか？

A55 私の研究結果（2006）では，上顎が約10％，下顎が約20％でしたが，有意差はみられませんでした．Chengら（2004）のスクリューの残存期間を比較した研究結果によると，上顎臼歯部に埋入したスクリューの方が，下顎臼歯部に埋入したものより長く残存したと述べ，下顎の方が安定し難いとしています．性差について今までの研究報告からは差が出ていません．

Q56 インプラント脱落の原因は？

A56 感染の他，埋入初期のインプラント体の安定性，過大な矯正力，歯根への干渉，脆弱な骨質，骨代謝，過大な埋入トルクに伴う骨のマイクロフラクチャー等，さまざまな原因が考えられていますが，残念ながら完全に解明されておらず，不明な点が多いというのが現状です．

Q57 使用中にインプラントが傾くことはないですか？また，そのようなときの対処法は？

A57 感染等により，インプラント体に動揺が起きて傾いてくることがあります．わずかな動揺であれば，抗生物質の投与やブラッシング指導により，再度固着する場合もありますが，炎症が消失して1ヵ月経過しても動揺がみられるときは，再度埋入してください．

移動量の限界

Q58 歯の圧下量の限界は何mmくらいですか？　上下顎に差はありますか？　また，年齢差は？

A58 上顎臼歯で3mm程度，上顎前歯ではそれ以上の圧下が可能です．下顎では臼歯で1〜2mm程度，前歯で2〜3mm程度の圧下が可能です．若年齢では，これより3割増程度の圧下量が期待できると考えられます．

Q59 上顎臼歯を2mm圧下するのにどのくらいの期間がかかりますか？

A59 埋入部位や方法にもよりますが，だいたい1ヵ月に0.5mm程度圧下しますので，2mm圧下するのに約3〜4ヵ月かかることになります．前歯ではより早く圧下できます．

診断

Q60 パントモエックス線写真での埋入位置の確認は有効ですか？

A60 正確な計測はできませんが，歯根間距離の目安をつけることは十分に可能ですので，有効な診断資料となります．

Q61 OCLineでの前歯の圧下量の設定ですが，Lip lineに対しての前歯の露出度を考えた場合に少し上方に設定されてしまうように思うのですが．

A61 咬合平面が下方に位置しているケースでは，下顎が後方に回転してⅡ級になっていることが多く，逆に咬合平面が上方にあるケースでは，Over closureによりⅢ級になっていることが多くなります．したがって，Ⅱ級症例では上顎前歯を効率よく圧下しながら後方移動してOCLineに合わせていくことでガミーも改善され，逆に下顎前歯の露出度が大きくなりやすいⅢ級症例では，OCLineを基準に上顎前歯を前下方に移動させることで口唇周囲筋とのバランスがとれる方向に修正されますので，審美的にも満足できる結果がえられると考えています．

Q62 歯根間距離の測定方法は？　また，何mm以上で埋入可能ですか？

A62 歯根間距離が1〜1.5mm程度であっても，インプラントを傾けて埋入することで根への干渉を避けることができます．測定方法は正確にはCTを用いますが，デンタルエックス線写真でも計測可能です．

患者への説明，インフォームドコンセントについて

Q63 歯根損傷，上顎洞炎，破折の危険性について説明しますか？

A63 これら偶発症の告知については先生方の判断におまかせします．しかし，歯根への接触は，慣れないうちは10％程度の確率で起きますが，あらかじめドリルにより誘導孔を形成しておけば，起こしたとしてもほとんどの場合セメント質内に限定される程度のものです．この場合，インプラントを除去すれば，セメント質は修復され，歯根の損傷まで起こす確率は低いと考えられます．上顎洞炎，破折を起こす確率も，正しい埋入方法に従っていれば，まず起こすことはないと考えられますので，私の場合，特に上記の危険性についての説明はしていません．

Q64 破折した場合の患者への説明は？

A64 スクリュー先端部で破折した場合に問題が生じます．骨を含めて切削して除去するか，あるいは純チタンなので偽害性はないことを説明し，納得していただくかどちらかになると思いますが，とにかく正しい埋入術式に従って無理をせず，絶対に破折を起こさないように留意すべきであると考えます．

Q65 患者さんへの料金設定は？

A65 材料費，薬剤，手術料を含めて1本2～3万円程度の請求を行い，脱落にともなう再埋入のときには無償で行っている医院が多いようです．ISAの撤去は容易なので，私の場合，撤去時に請求はしません．

Q66 撤去後に空いた穴は綺麗に治りますか？

A66 患者さんからよく聞かれる質問です．歯肉は1週間もすると綺麗に治ります．骨についても再生しますので1～2ヵ月で綺麗に治ると説明してあげてください．

後戻りについて

Q67 開咬症例において，インプラントによる大臼歯の圧下のみで改善できますか（前歯に垂直ゴムは必要？）？　また，後戻りはいかがでしょうか？

A67 インプラントによる大臼歯の圧下と前歯部の垂直ゴムを併用することが多いです．後戻りについては，いずれにしても形態的な改善を行っただけでは原因の除去にはならないわけですから，従来と同等であると考えられます．

Q68 インプラント矯正における術後の安定性はいかがでしょうか？　保定期間に差がでますか？

A68 特に従来の矯正治療と変わるところはないと考えられます．保定期間についても差はありません．

Q69 圧下した前歯の後戻りはありますか？

A69 垂直的な関係だけでなく，前歯のトルクコントロールや前後的な咬合関係を改善することで前歯の被蓋は安定します．

筋機能について

Q70 開咬症例では，機能的な原因もあると思うのですが，従来のように前歯を挺出させて治したときと，ISA を用いて臼歯を圧下して治した場合とで，筋機能の適応に差はありますか？

A70 臼歯を圧下して治しても，また，従来のように前歯を挺出して治したとしても，筋機能の適応の差はないと考えられます．やはり原因となる機能へのアプローチを積極的に行い，筋機能を適応させるような努力が必要であると思います．

Q71 APNF 療法について詳しく教えてください．

A71 APNF 療法は Autonomic Proprioceptive Neuromuscular Facilitation（自律的固有受容性神経筋促進法）の略で，運動療法のひとつです．中島らの著書を参考に改変を加えました．詳細については参考文献欄にある「歯科 PNF マニュアル」をご参照下さい．エクササイズが複雑過ぎると長続きしませんので，ある程度単純化し，就寝前などに短時間で施行できる内容にしました．まず，次に示すような実例の写真等を見せて非常に効果的であることを伝え，モチベーションを行います．次にチェアサイドにて4つのエクササイズについて方法を説明し，練習してもらった後，図を参考に就寝前に訓練をしていただきます．個人差はありますが，1ヵ月程で効果が出始めます．十分な効果が出ても完全に訓練を止めてしまうと後戻りしますので，週に2，3回は続けるように指導してください．

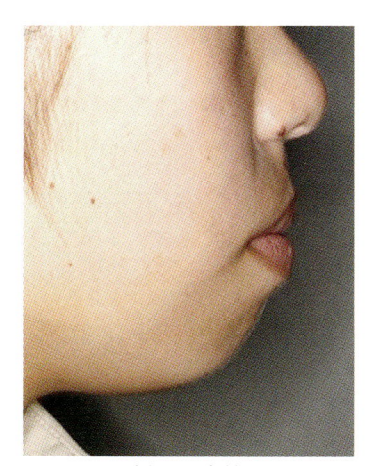

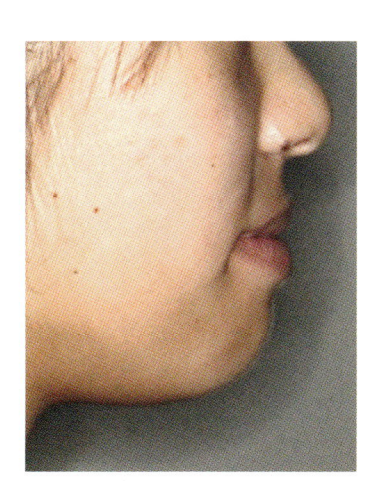

矯正治療前　　　矯正治療後（小臼歯抜歯症例）　　　APNF 療法後

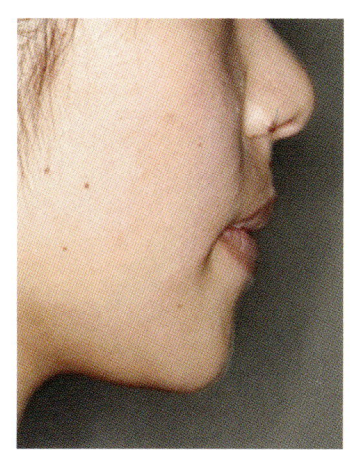

口輪筋（口をすぼめる筋肉）の訓練です．

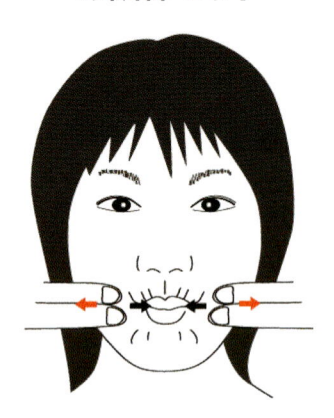

訓練方法
- ➡ 口を尖らせます．
- ⬅ 指を口角に置き，ストレッチします．
3秒間持続し，3秒間弛緩させる運動を10回繰り返します（計約1分）．

効 果
口元が引き締まりすっきりします．

笑筋（口角を横に広げる筋肉）の訓練です．

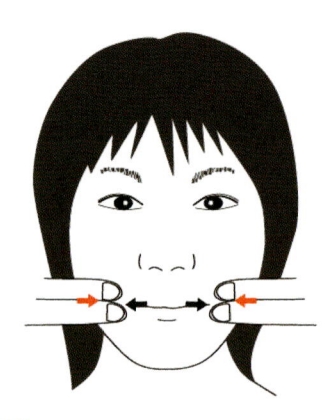

訓練方法
- ➡ 口角を引いて横に伸ばします．
- ⬅ 指を口角に置き内側に押さえます．
3秒間持続し，3秒間弛緩させる運動を10回繰り返します（計約1分）．

効 果
表情が豊かになり，美しい笑顔になります．

上唇挙筋（上唇を上に挙げる筋肉）の訓練です．

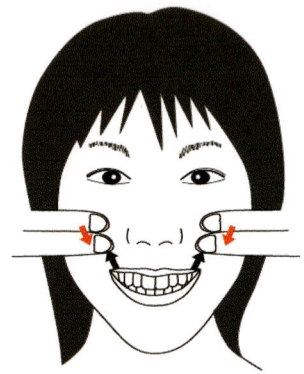

訓練方法
- ⬆ 歯がみえるくらいに上唇を上に挙げ笑顔をつくります．
- ⬇ 指を上唇の上に置き下方向に押さえます．
3秒間持続し，3秒間弛緩させる運動を10回繰り返します（計約1分）．

効 果
自然で美しい笑顔になります．

オトガイ舌筋（舌を突き出す）の訓練です．

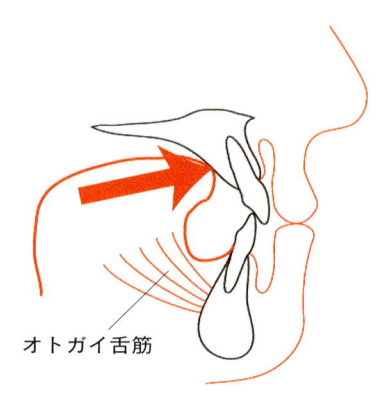

オトガイ舌筋

訓練方法
- ➡ 上顎のヒダのあるところを舌で前方向に押します．歯は押さないように!!．
3秒間持続し，3秒間弛緩させる運動を10回繰り返します（計約1分）．

効 果
あごの下のたるみがすっきりします．

参考文献

浅野雅子：咬合平面の診断基準に関する研究―日本人の標準値について―；日大歯学 72, 20-25, 1998.

河奈裕正, 朝波惣一郎, 行木英生：インプラント治療に役立つ外科基本手技―切開と縫合テクニックのすべて―, 第1版, クインテッセンス出版, 東京, 2000.

嶋崎隆壽：下顎側方偏位症例における形態的・機能的特徴が及ぼす影響―有限要素法による検討―；日大歯学 77, 225-232, 2003.

菅原準二：インプラントを固定源にした矯正治療；クインテッセンス別冊, 臨床家のための矯正 Year-Book'97, クインテッセンス出版, 東京, 107-113, 1997.

中島榮一郎, 柳澤 健, 今井基次, 富田 浩, 北林陽子：歯科 PNF マニュアル, 第1版, クインテッセンス出版, 東京, 2003.

村田正人, 本吉 満, 内田靖紀, 平林正幸, 納村晋吉：咬合平面の診断基準に関する一考察；日大歯学 74, 757-763, 2000.

本吉 満, 中嶋 昭, 安藤 幸, 本目祥人, 丸山 順, 上條幸一郎, 飯島英樹, 浅泉 誠, 大谷 純, 庵原誠一, 島田陽子, 納村晋吉：Curve of Spee による咬合平面の診断基準―第1報：日本人の標準値について―；第54回日本矯正歯科学会大会抄録集, 1995.

本吉 満：咬合平面のバイオメカニクス；矯正 YearBook'99, クインテッセンス出版, 東京, 75-82, 1999.

本吉 満：上顎大臼歯のあるべき位置について；矯正 YearBook'03, クインテッセンス出版, 東京, 60-63, 2003.

本吉 満：テンポラリーアンカレッジデバイス（TAD）：ミニインプラントの設計と埋入位置の設定, 歯科臨床研究 3, 31-39, 2006.

本吉 満：矯正用ミニインプラント ISA システムの臨床応用；インプラント YearBook'2006, クインテッセンス出版, 東京, 185-192, 2006.

Cheng S-J, Tseng I-Y, Lee J-J, Kok S-H : A prospective study of the risk factors associated with failure of mini-implants used for orthodontic anchorage, Int J Oral Maxillofac Implants 19, 100-106, 2004.

Chun HJ, Cheong SY, Han JH, Heo SJ, Chung JP, Rhyu IC, Choi YC, Baik HK, Ku Y, Kim MH : Evaluation of design parameters of osseointegrated dental implants using finite element analysis ; J Oral Rehabil 29, 565-574, 2002.

Costa A, Raffaini M, Melsen B : Miniscrews as orthodontic anchorage : a preliminary report ; Int J Adult Orthod Orthog Surg 13, 201-209, 1998.

Fritz U, Diedrich P, Kinzinger G, Al-Said M : The anchorage quality of mini-implants towards translatory and extrusive forces ; J Orofac Orthop 64, 293-304, 2003. Implan Res 16, 480-485, 2005.

Gray JB, Steen ME : Studies on the efficacy of implants as orthodontic anchorage; Amer J Orthod 83, 311-317, 1983.

Holmgren EP, Seckinger RJ, Kilgren LM, Mante F : Evaluating parameters of osseointegrated dental implant using finite element analysis ― a two-dimensional comparative study examining the effects of implant diameter, implant shape, and load direction ; J Oral Implan 24, 80-88, 1998.

Kanomi R : Mini-implant for orthodontic anchorage ; J Clin Orthod 31, 763-767, 1997.

Linder A, Nordenram A, Anneroth G : Titanium implant anchorage in orthodontic treatment an experimental investigation in monkeys ; Euro J Orthod 12, 414-419, 1990.

Mitsui M, Suzuki N, Maeno M, Mayahara K, Yanagisawa M, Otsuka K, Shimizu N : Optimal compressive force induces bone formation via increasing bone sialoprotein and prostaglandin E2 production appropriately ; Life Sci 77, 3168-3182, 2005.

Miyawaki S, Koyama I, Inoue M, Mishima K, Sugahara T, Takano-Yamamoto T : Factors associated with the stability of titanium screws placed in the posterior region for orthodontic anchorage ; Amer J Orthod Dentofac Orthop 124, 373-378, 2003.

Moss ML and Greenberg SN : Functional cranial analysis of the human maxillary bone : I, Basal bone, Angle Orthod 37 : 151-164, 1967.

Moss ML : The primacy of functional matrices in orofacial growth, Dent Pract 19 : 65-73, 1968.

Moss ML and Salentijn L : The primary role of functional matrices in facial growth, Am J Orthod 55 : 566-577, 1969.

Motoyoshi M, Hirabayashi M, Uemura M, Shimizu N : Recommended placement torque when tightening an orthodontic mini-implant; Clin Oral Implan Res 17, 109-114, 2006.

Motoyoshi M, Shimazaki T, Maruyama J, Nakajima A, Namura S : Biomechanical influences of the upper vertebrae during mastication, an examination using the finite element method ; Orthod Waves 59, 183～190, 2000.

Motoyoshi M, Shimazaki T, Sugai T, Namura S : Biomechanical influences of head posture on occlusion, an experimental study using finite element analysis; Euro J Orthod 24, 319-326, 2002.

Motoyoshi M, Shimazaki T, Hosoi K, Wada M, Namura S : Stresses on the cervical column associated with vertical occlusal alteration ; Euro J Orthod 25, 135～138, 2003.

Ohmae M, Saito S, Morohashi T, Seki K, Qu H, Kanomi R, Yamasaki K, Okano T, Yamada S, Shibasaki Y : A clinical and histological evaluation of titanium mini-implants as anchors for orthodontic intrusion in the beagle dog ; Amer J Orthod Dentofac Orthop 119, 489-497, 2001.

Park HS, Kyung HM, Sung JH : A simple method of molar uprighting with microimplant anchorage ; J Clin Orthod 36, 592-596, 2002.

Proctor AD, DeVincezon JP : Masseter muscle position relative to dentofacial form ; Angle Orthod 40, 37-44, 1970.

Roberts WE, Helm FR : Rigid endosseous implants for orthodontic and orthopedic anchorage ; Angle Orthod 59, 247-256, 1989.

Sawa Y, Goto K, Suzuki N, Kamo N, Kamo K : The new method for the maxillary retraction of the anterior teeth using a titanium microscrew as anchorage ; Orthod Waves 60, 328-331, 2001.

Shimazaki T, Motoyoshi M, Hosoi K, Namura S : The effect of occlusal alteraion and masticatory imbalance on the cervical spine; Euro J Orthod 25, 457-463, 2003.

Teuscher U : An appraisal of growth and reaction to extraoral anchorage, simulation of orthodontic-orthopedic results, Amer J Orthod 89, 113-121, 1986.

Turley PK, Kean C : Orthodontic force application to titanium endosseous implants ; Angle Orthod 58, 151-162, 1988.

Yano S, Motoyoshi M, Uemura M, Ono A, Shimizu N : Tapered orthodontic mini-screw induces bone-screw cohesion despite immediate loading. Euro J Orthod, in press at 2006.

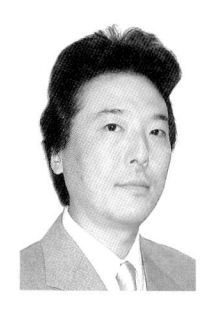

著者略歴とISAの歩み

本吉　満

昭和59年	日本大学松戸歯学部卒業	平成16年	日本大学歯学部講師
平成 2 年	歯学博士		（歯科矯正学講座）
平成 4 年	日本大学歯学部助手		特許公開（2004-97787）
	（歯科矯正学講座）		医療用具薬事認可
平成 8 年	米国アラバマ大学 Visiting Researcher		（21600BZZ00400000）
平成13年	ISA system 開発に着手	平成17年	PCT 国際特許出願（PCT/JP2005/007980，NUBIC）
平成14年	特許出願（NUBIC）	平成18年	新型アバットメント
	日本大学歯学部倫理委員会認可		特許出願（NUBIC）
	株式会社バイオデントへ技術移転		現在に至る
			AAO 会員，WFO 会員
			日本矯正歯科学会認定医，同指導医

テンポラリーアンカレッジデバイス(TAD)による矯正歯科治療
――埋入手技と治療のメカニクス――

2006年10月10日　第1版第1刷発行

著　　者　本吉　満(もとよし　みつる)

監 修 者　清水　典佳(しみず　のりよし)

発 行 人　佐々木　一高

発 行 所　クインテッセンス出版株式会社
　　　　　東京都文京区本郷3丁目2番6号　〒113-0033
　　　　　クイントハウスビル　電話(03)5842-2270(代表)
　　　　　　　　　　　　　　　　(03)5842-2272(営業部)
　　　　　　　　　　　　　　　　(03)5842-2275(編集部)
　　　　　web page address　http://www.quint-j.co.jp/

印刷・製本　サン美術印刷株式会社

©2006　クインテッセンス出版株式会社　　禁無断転載・複写
Printed in Japan　　　　　　　　　　　落丁本・乱丁本はお取り替えします
　　　　　　　　　　　　　　　　　　　ISBN4-87417-922-3　C3047

定価は表紙に表示してあります